U0100428

大展好書　好書大展
品嘗好書　冠群可期

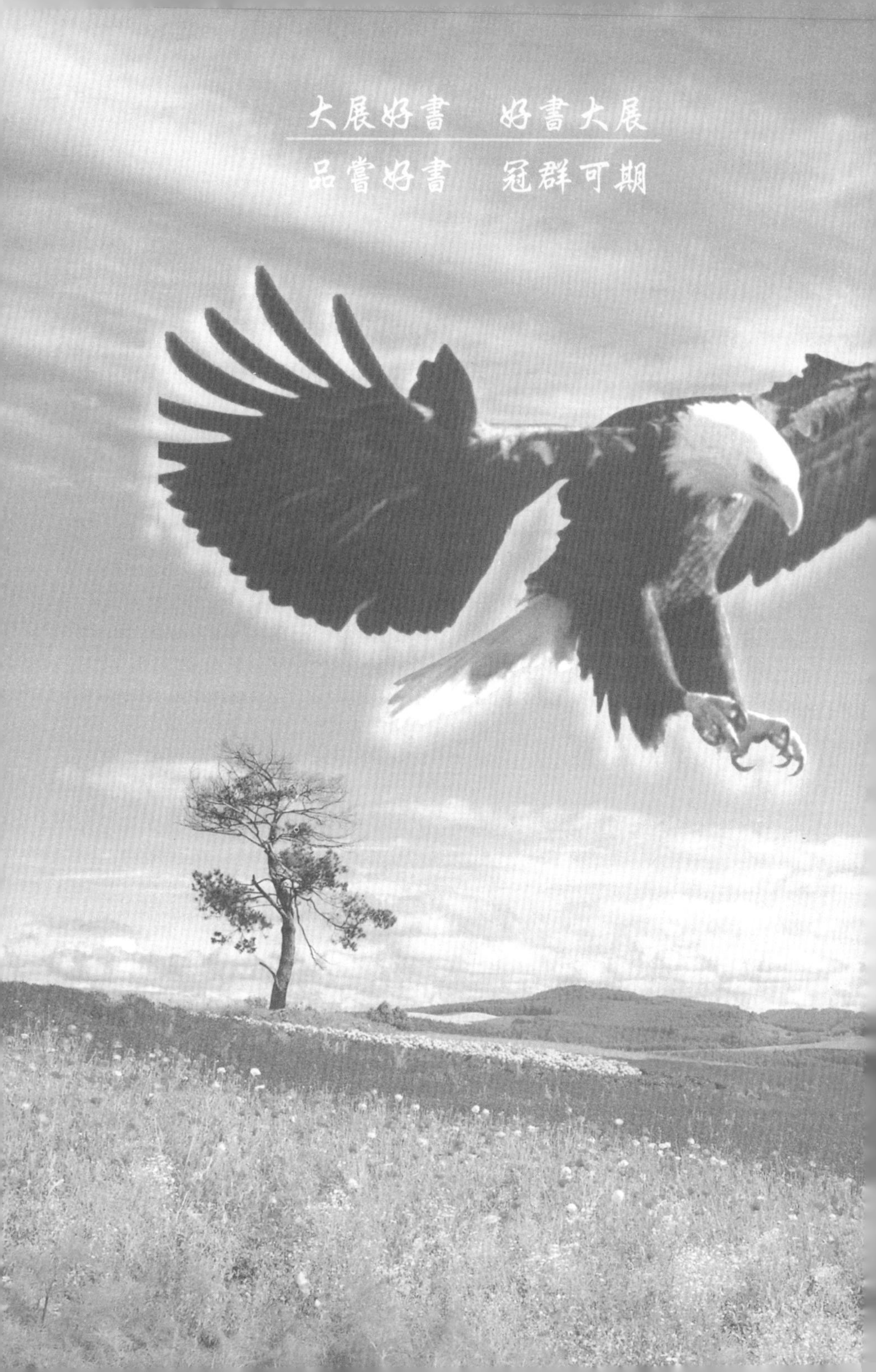
大展好書　好書大展
品嘗好書　冠群可期

藥功真傳秘抄

陳鳳山　金倜生　著

大展出版社有限公司

陽少陽會於大杼第一椎下兩旁去脊中一寸五分臨中如
抵腰中入循脊絡腎○難經曰督脈往脈四尺五寸共合九
王啟玄曰闢戶乃督脈又太陽之會故也
脈督脈也名曰飛陽中一寸五分臨中央挾
為經曰督脈任脈四尺五寸共合九尺
相連衍太陽之會故也
二脈一渟古曰督都也為陽脈之都闢任
猶天地海藏曰陰蹻陽蹻同起眼中
見渾於之下乃水漸而相接
身之前一行於身之後人身之有任
陽分可以合分之以見陰陽之不離合
佰陽分可以合
居此一而一者也
升降之道坎水離火交媾之鄉故
中開則撮無無者以奉上上有神
鏡云上黏
以奉
崔希氣天无人藥鏡玉

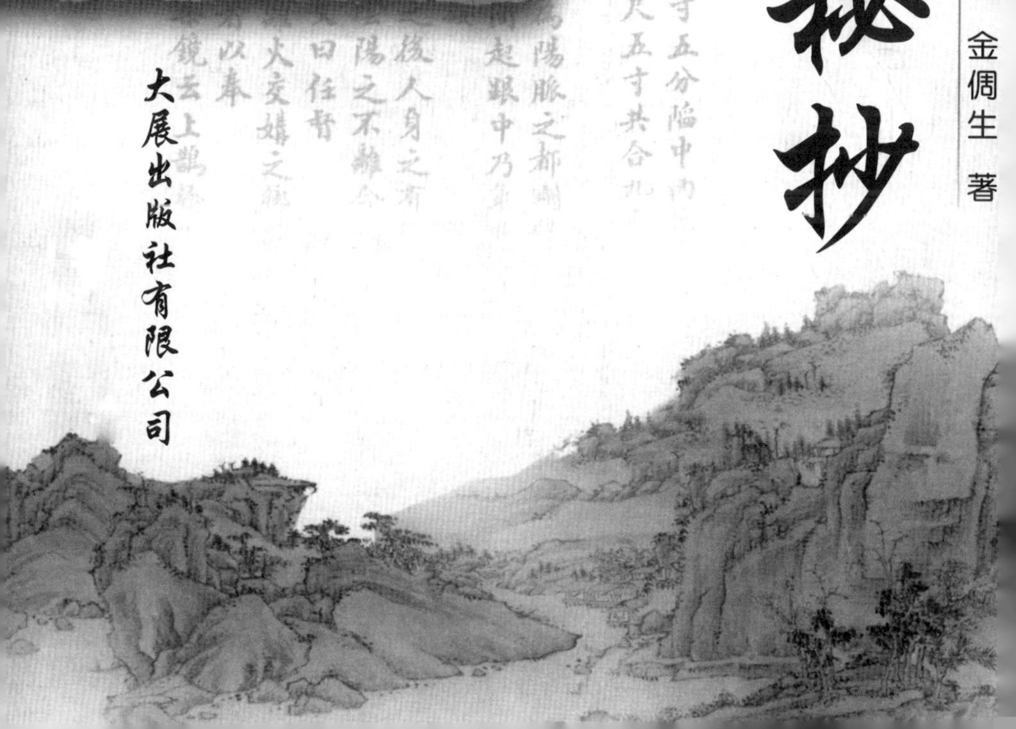

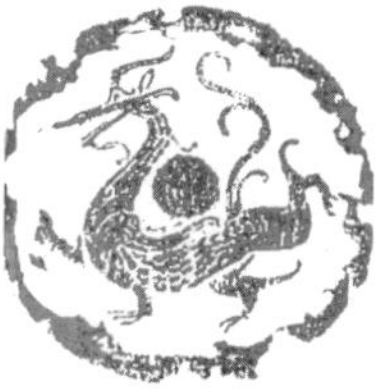

策劃人語

本叢書重新編排的目的，旨在供各界武術愛好者鑑賞、研習和參考，以達弘揚國術，保存國粹，俾後學者不失眞傳而已。

原書大多為中華民國時期的刊本，作者皆為各武術學派的嫡系傳人。他們遵從前人苦心孤詣遺留之術，恐久而湮沒，故集數十年習武之心得，公之於世。叢書內容豐富，樹義精當，文字淺顯，解釋詳明，並且附有動作圖片，實乃學習者空前之佳本。

原書有一些塗抹之處，並不完全正確，恐為收藏者之筆墨。因為著墨甚深，不易恢復原狀，並且尚有部分參考價值，故暫存其舊。另有個別字，疑為錯誤，因存其眞，未敢遽改。我們只對有些顯著的錯誤之處，做

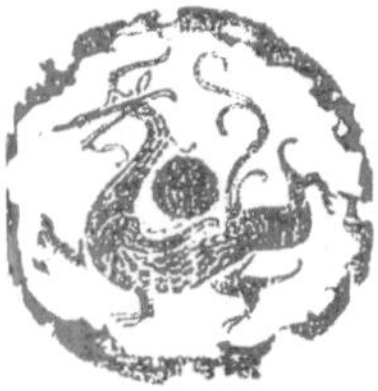

了一些修改的工作；對缺少目錄和編排不當的部分原版本，我們根據內容進行了加工、調整，使其更具合理性和可讀性。有個別原始版本，由於出版時間較早，保存時間長，存在殘頁和短頁的現象，雖經多方努力，仍沒有辦法補全，所幸者，就全書的整體而言，其收藏、參考、學習價值並沒有受到太大的影響。希望有收藏完整者鼎力補全，以裨益當世和後學，使我中華優秀傳統文化承傳不息。

為了更加方便廣大武術愛好者對古拳譜叢書的研究和閱讀，我們對叢書作了一些改進，並根據現代人的閱讀習慣，嘗試著做了斷句，以便於閱讀。

由於我們水平有限，失誤和疏漏之處在所難免，敬請讀者予以諒解。

藥功真傳秘抄　目次

洗浸門之藥功

救治門之藥功……一〇三

自序

武術之道，其主旨固不外強身健魄、防患禦侮，初無所用於藥物也。然在練習武功之時，既難免於意外之損傷，蓋稍不加意，在在足以發生危險，輕則斷肢裂膚，重則傷及內部。若功夫既成之後，與人交手，更不免拳打足跌之傷。

不論是我之傷人，或人之傷我，皆當加以醫治，而免死亡之慘。且練習武功之人，必先去除其一切疾病，使內部完整堅強，始克奏效。欲其如此，謂非賴藥物之調攝而能如願耶。故武術中於拳腳器械、內外功夫之外，另有藥功一門也。且其所謂藥功者，範圍至廣，初不僅限於救治一事，大而對於補益卻病之法，小而對蒙藥麻藥之道，無不包羅其

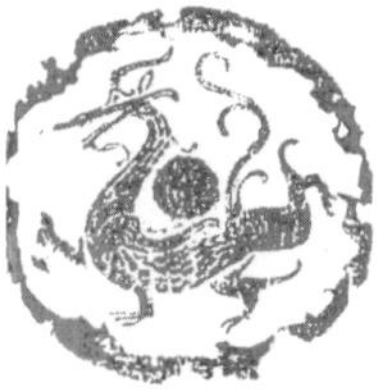

中。

即如行獵之人，必用銃矢以獵獸，而發銃之藥，亦必須預製。且猛鷙之獸，非尋常箭弩所可殺，又必借藥箭而製之。凡此種種，其藥物之配合，亦須有相當之研究，故藥物對於武功，有極深切之關係，而不容忽視者也。

予自幼奔走南北，歷從數師，對於武術一道，略知門徑，惜為人事所困，致未能進求深造。而於藥功一門，亦頗習聞。蓋陳師鳳山，實為此中高手。往昔寄居歷下，得師口授甚多，其法多世所不傳者，對於制人之毒物、救人之驗方、採藥製藥之法則，述之靡詳。且曾與醫家共究其所以然之理，亦頗有得。爰乃出其餘緒，追記所聞於陳師者。更旁搜博採，熔於一爐，加以詮註，匯為一編，題曰《藥功眞傳秘抄》，付梓行世，期與武術界相切磋。

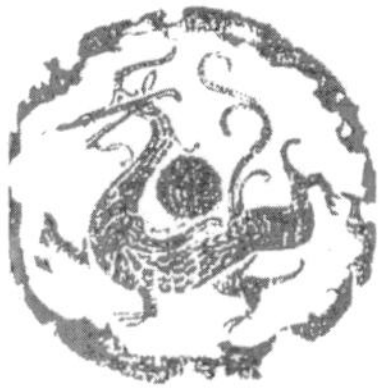

且予之作是編也，非欲以此自炫，作欺世盜名之想。實因鑒於近世所出之武術書籍，雖浩如煙海，欲求其關於藥功者，實如鳳毛麟角，渺不可得。即有附方藥一二於書尾者，又多略而不詳。非但全部之藥功不可得，即關於救治方面之傷科書本，亦不可多見也。

孔子有言曰：知之為知之，不知為不知。予以藥功於武術上既有極深切之關係，宜有所提倡。若對於此道，一無所知，則亦已耳。既有所知，自當供之於世，豈容視同懷寶而自私自秘乎？且我之所知，未必能盡藥功之秘，或有所不及知者在也。茲編之作，唯盡我知者而記之。其不知者則寧付闕如，以待知者。不敢強作解人，為空泛之談以惑人，此予編輯本書之主旨也。書將付梓，特書此數語以為序。

辛未冬十月倜庵　自序於海上寄廬

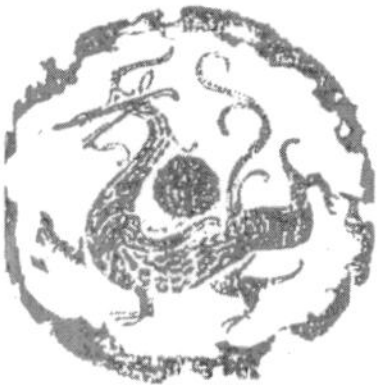

藥功之分晰

藥功一事，實為武術上最要之關鍵。蓋練習武功，必先袪除其身之一切疾病，使身體康健，始足以達其目的。欲求如是，固非賴藥物之補益滋養不為功，於是而藥功尚矣。

捨此之外，又如練習軟硬功夫之時，防皮肉筋骨之傷損，必須用藥物以洗浸之。遇跌打損傷等事，必賴藥物以救治之。其餘如火銃藥箭之發射，傷科救治之蒙迷，無一不賴於藥物。故藥功在武術門中，其關係之重大，有非其他事項所可比並者。

唯尋常武術界之所謂藥功者，什九偏重於救治，而不及其他。至我之所謂藥功，乃兼收並蓄，以服食、洗浸、救治為主，而蒙藥、痲藥、銃炮等藥功附之。雖不敢謂纖屑靡遺，要亦集藥功之大成矣。茲請分段述之。

一、服 食

藥功在武術上之重要，前已詳言之矣。而藥功之中，尤以服食一門，為第一要務。我人於飲食營養之外，對於藥物之補益，亦不容忽視。因無論何人，不免於七情六慾之紛擾，與夫喜怒哀樂之縈繞，而足以戕害其元神，損傷其軀殼，是必賴於藥物以滋榮之，故為首要。

服食門中，又可分三種：

甲、為普通補益之藥物。此項藥物，在有病者服之，可以袪除疾病。即無病者服之，亦可以增身體之康強。

乙、為輔助行功之藥物。此項藥物，專以增進局部之能力。如用何藥，則可使其臂部堅強；用何藥則可使其腿部牢壯，皆足為行功之助。

丙、為祛除疾病之藥物。五臟內病，患者極多，而以虛癆之症為尤甚。而練功之人。又最忌虛癆之症，故不患則已，如患此等內病，必先設法治癒，始可練功。此項藥物，即專以治各種內病者。服食一門，其要義如此。進而言之，則脫胎換骨，返老還童之機，即寓於此，固不僅在武功上有所補益也。

二、洗　浸

凡練習拳指掌肘等功夫之人，不必洗浸其手而後行。如練習打馬鞍之法，本欲練其拳使堅與鐵石相等，然後用以制人。唯拳乃筋骨皮肉之所成，極軟弱易損，乃以擊堅硬之石，是豈易事？其不至於皮破血流者鮮矣。即練功時處處留意，行功之後，亦必礙及血液之流行，而發生青紫腫痛等事。若行之過重，且足以使拳部之血液壅塞，而妨害其臂部之活動也。

如欲防止此等患害，是當於行功之前，先用合宜之藥物，煎煮成汁，以洗浸其手。經過一定時刻之後，乃取出拭乾，然後行功，則藥力達於筋肉之內，加以保護，而增進其抵抗之能力。

外面雖受較重之震激，亦不至復有皮破血流之苦，與青腫疼痛等病矣。此僅舉一打馬鞍功夫以為例，其他亦可由此而推想知之矣。

蓋練習打馬鞍功夫如此，其餘指掌臂肘等功夫，如點石功、劈山掌、霸王肘、鐵臂膊等等功夫，亦莫不如此，而且以專練習手指者為

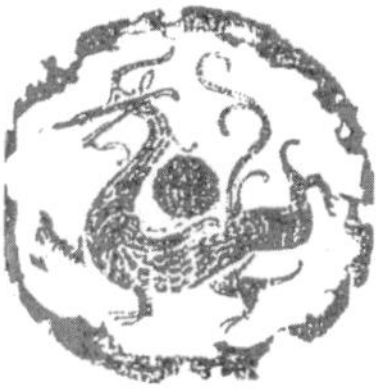

尤甚。唯此項藥物，須視練何部功夫而定其洗浸之處。練拳則洗浸其拳，練指則洗浸其指，其間頗有出入，關係匪輕。凡練習武功之人，對於洗浸之藥功，固不容不知也。

三、救 治

救治一事，固亦為藥功門中之要務。因在練功之時，稍有不慎，固難免於皮破肉裂之苦，重且成為內傷。如發現此等情事，勢非用藥物救治之不可。如我不知其道，即無以自救；仰求於人，既多周折，亦終不如自病自醫之為合宜也。

且學武之人，雖不以好勇鬥狠為能事，然在逼不得已之時，亦難免不與人交手。不交手則已，既交手之後，必一決勝負而後已。非我

敗即彼敗，無論如何，敗者必受損傷；有時即勝者亦所不免，蓋兩敗俱傷，亦恒有之事也。

如學武者，不諳救治門之藥功，在敵人受傷，既不能為之醫治，任其死亡痛苦，已非仁者之用心，然害猶在人，姑且勿論。若我敗而受傷，亦即無以自救，勢必求治於人，殊為不便。若傷之重者，生命懸於頃刻之間，求治且虞不及，此其害及本身，豈容忽視。

更有進者，他人遇有跌打損傷等事，或因負重行遠而致受傷，固亦常見之事。如我精於救治，為人醫之，使免於死亡，則非但身受之者，感我無涯，在我亦無異行一善事，以蓋我平日之愆尤，亦一樂事也。

故凡老輩武師，對於各種武功，有深切之研究者，恒不以與人搏擊為事。即不得已而必出於交手，亦不肯輕用殺手，以傷害敵人。即

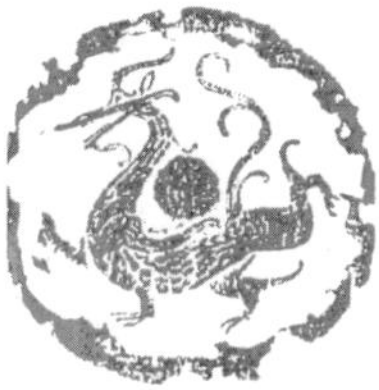

出手使敵人受傷，亦必能由我傷之由我醫之也。故武術界視彼但能傷人而不能醫人者為死手，即以此也。

藥功中之救治一門，與武術相維繫，其信然也。

四、蒙　藥

蒙藥一物，在藥功中雖並不占重要地位，然亦為藥功中之一種。往昔行俠家，常有以蒙汗藥及薰香等物以迷人者。此等行徑，似欠光明，跡近暗算，以直道言，有損於德行，然於萬不得已之時，偶然一用，亦屬無可厚非。因無論何物，皆貴乎用得其當。同一刀也，用得其當，足以防寇禦敵；用失其當，則資為殺人越貨。

故我於蒙藥一物，亦云然爾。此物於制人之外，又可為救治之助。如有人焉，遇意外之跌打損傷，而致筋斷骨折者，欲加以醫治，除藥物之外，非用大手術不可。而施行此等大手術，其痛苦實非受傷者所能受，於是不能不用蒙藥以飲之，使其失去知覺，然後下手。在受傷者固可減少痛苦，而醫者之施用手法，亦多便利。故對於蒙藥一物，並不以其足以害人而廢之也。

五、麻藥

麻藥一物，其功用與蒙藥大同小異，唯彼則尚可制人，此則專以助救治耳。麻藥之效力，僅足以使人失去一部分之知覺，並不能使人完全昏迷。如皮肉受傷，創口潰爛，膿血交流，欲加以醫治，勢非將其爛肉剪去，然後再施藥物不可。而剪除爛肉，痛苦甚劇，乃用此麻藥以敷摻之，則藥到之處，其皮肉即痲木不仁，即用刀圭，亦不覺痛苦。

在患者固不感痛楚，而醫者亦得從容將事，易於著手。此等藥物，配合亦至不易，而有助於救治，則其功甚偉也。

六、銃　炮

火銃火炮，實為行獵之利器，而軍旅之中，則用為攻守之具。良以銃炮力固極大，而發射之遠，又過於箭弩，用以襲遠處之物，最為相宜。唯銃炮之發射，皆賴於火藥之轟炸。

火藥者，乃合硝磺等物而製成，提煉配合之法，頗有出入。如用火銃火炮，對於火藥配合之法、硝磺提煉之道，勢不容不有精深之研究，以免除其弊病，使有利而無害。故本門對於製硝製磺等法，不厭求詳，務求有用。因製法得宜，則藥精而發射有力；不得其道，非但藥力薄弱，且易發生走火滾珠之害，有生命之危險。

此種器械，雖以獵戶用者為多，其不能脫離於藥功，亦屬明顯，故附錄之，聊備一格，以供同好之研求也。

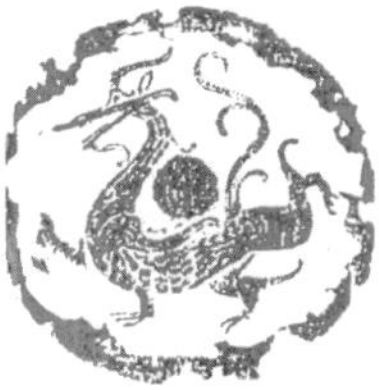

藥功之要務

藥功之種類，上節已分晰之矣。所述六項，雖其效用不同，然皆為藥功中之要著，質言之，即藥功絕不能跳出此六項之範圍也。是則吾人欲練藥功，自不能不從此入手，而逐步研究之。

然捨此之外，更有數事，在藥功中所占之地位，其重要不亞於前述各項者，即識別、採取、製煉、配合、製方等五種要談也。

茲更分述如次，以便研究此道者得入門之途徑也。

一、識別要訣

藥物種類，要不出乎動植礦三大類，而種數之多，無慮千百，各物之性質，既截然不同，形狀亦自各異。吾人既欲研究藥功，則對於藥物之性質，固宜辨其涼寒溫熱，藥物之形態，亦不容不有相當之識別，以為採藥之預備。

藥物之性質，有書可證，但能熟讀而謹記之，自不難默志於心，唯形狀之識別，頗不易言。有形似而實非者；有同是一種物品，以產地之不同而異其形者，繁難複雜，莫此為甚，欲盡各種藥物而盡識之，豈易易哉？

但我所謂之藥功，並非包羅內外各科，乃就關於武術者而言也。

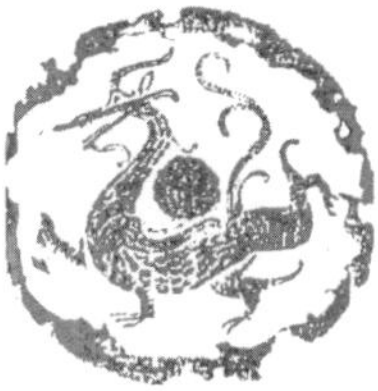

識別藥物一事，亦不妨就此範圍中而求之，似較易行。法將關於藥功門中應用之藥品，各購若干分置匣中，而標其性質、名稱、產地於匣上，審視而研究其形狀，而牢記其特異之處。

每日認明一二種，如此逐日增加，對於同形異名，或同名異形之物品，尤須格外注意，詳加分晰，而謹記其相異之處。如此做去，不消費數月功夫，對於藥功中應用之藥物，自能完全認識，以後無論在何處見到，即能辨其物之為何名，及性質產地矣。此識別一事，雖係補助採藥之用，然在藥功中固極為重要也。

二、採取要訣

我之所謂採取者，非如方士之採接鑄煉也。因本門中所用之各種

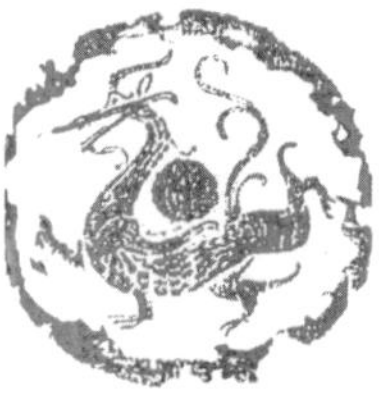

藥物，既有市肆所不備，而必求之於野者。而市肆以利之所在，凡貴重之品，難免不有混冒等弊，或以低劣之貨，充為上品，魚目混珠，非精於識別，固不能辨。故能自行採取，則可免上述諸弊。故本門中對於採藥一事，亦頗重視。

除遠道出產之藥物，無從採取外，凡附近之所有者，必躬自採之，既可節省縻費，又可擇取精華，洵為一舉兩得之事。即無從採取，而必仰給於市肆之藥物，亦宜慎加選擇，寧費多錢，務擇其精，切不可稍有含糊也。況採藥一事，閑行自在，足以陶冶性靈。

在昔武功精深之人，恒喜浪遊南北，遍歷山川，隨處採藥，貯以備用，既可以暢豁心胸，又可以活人濟世，大可效法。因無論何如，自己採取之藥，必較購諸市肆者為佳。

唯欲遍歷各地，盡採所用之藥，亦殊不易。且也，採藥亦須有一

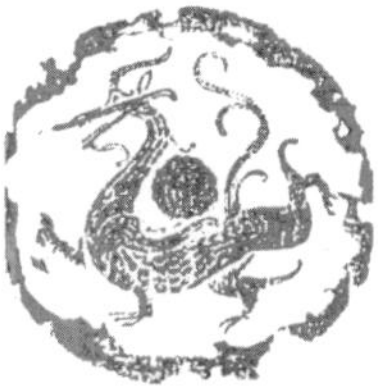

定之時，如某種藥品生於何時，產於何地，則宜於何時採之，始能合用；某種藥品，寄於何物，歷年若干，當用何法採之，凡此種種，在採藥之人，必須審知，方能入手。否則不合其時，不知其法，縱然能採到藥材，亦絕不能用。

欲知採取之時地及方法，則可於本章中求之，蓋其所載甚詳也。就大略言之，採藥之時，以春秋二季為宜，唯特種之物，亦有例外者。採藥之地，以山林原野為多，而特種之品，亦有須他求者。此皆在乎採藥之人，熟審其性質時期而定之，固非可以片言斷定者也。

三、製煉要訣

各種藥物，有採取而即可應用者，有必經過提煉而後可用者，又有必經製煉而後可用者。提煉之法，大概不外乎選取精華，而去其糟粕，法尚簡易，唯稍費時間耳。

至若製煉一事，則繁複特甚。有需炙炒者，有需煆淬者，有需用別種物品洗浸者，有需研磨乳杵者，法至眾多，手續麻煩。且炒炙煆淬，亦皆有一定之標準，太過不及，皆不合用。故研究藥功之人，對於製煉藥物之方法及其標準，皆當稔知，且宜具相當之經驗。

因用藥定方，皆可於書本中求其理解，唯此煉藥之事，實非空言所能有用，必須從實習上著手。亦正如廚娘之調羹，其味之優劣，全視其經驗之深淺而定也。若研杵等事，雖手續較炙炒等為簡，然亦須經驗以臨之也。

製煉一事，在藥功門中，極為重要。若研究此道之人，不諳其法，一切炒炙煆淬之事，悉以委諸市肆，則非但不能盡如其法，且易滋流弊。茲將製煉各藥之方法，分述於下：

（甲）炒藥一事，手續雖不甚煩，約可分為單炒及合炒二種。單炒即以一味藥物，放在鍋內炒之；合炒者，即與別一種藥物同炒，或一味藥物而用水炒土炒鹽水炒薑汁炒等是也。炒藥以黃脆為度，不可枯焦。凡有水炒者，宜遂灑遂炒，火力不可過硬。

（乙）煨與炒不同，凡藥之須煨而後用者，宜將其藥直接投火中煨之，至成炭為止。

（丙）煆與煨固無甚大區別，唯煆乃指礦質之物而言，如石類貝類等藥物，直接放火中燒者，概稱為煆，以煆至其質地鬆脆為度。

（丁）炙者，即以藥品隔物置火上，使之由生變熟也，以乾脆為度。

（戊）炮者，以藥物入烈火中燒之，少頃即出，不可使成焦炭。

（己）焙者，以藥物隔火烘焙，以去其黏潮之性，不可過火。

（庚）淬者，即以一種藥物，放烈火中燒至全體通紅，然後放入液汁中浸之。此法大概用之於礦質之藥品，如自然銅古錢等類。

其餘如研杵之類，皆可推想而知，不必細述。唯製藥之法雖如此，欲其適合程度也，又非積有經驗不可。

四、配合要訣

一方之中，所用藥品，固不止一二種，多至數十種，少亦三四種。茲姑不論其用藥之多寡，然一方之中，各藥必分賓主，即醫家所謂藥有君臣是也。各藥所用之分量，亦有一定，不可錯亂，實為要務。

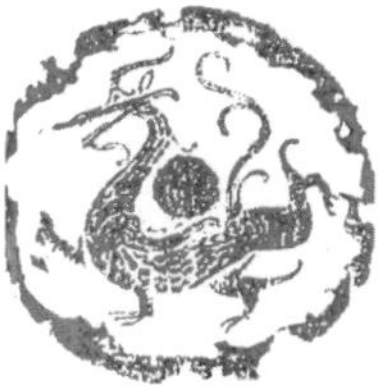

而煎劑之外，又有丸散膏丹等藥品，此種藥品，乃集數種或數十種之藥物，合而為一，取其便於服食敷摻。而製成此種藥物，則有恃乎配合之手法。因配合丸散之類，君臣輕重，依方案配製，固屬易事，而研乳拼合，手續實繁。且藥品之中，各有避忌，某物忌用鐵器，某物忌見煙火，各有定則。配合之人，對於此等事，務必熟知。如無所避忌之藥，則放臼中舂之，鐵船中研之，皆無不可。

如遇有避忌之藥物，則必須另外提出，放入瓷缽中細研，然後再與別樣藥末，混於一起，始可合用。而內服之藥，製之稍粗，尚無甚關係。於外摻之丹散，則不可稍有疏忽，務須研至極細，乳至無聲，始可應用。若稍粗則摻於患處，足以增加疼痛。故配合藥品之時，於避免禁忌之外，又須細心從事也。

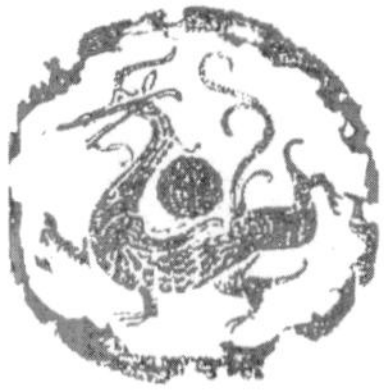

五、製方要訣

藥功全部，雖分六門，而服食洗浸二門，所用之藥，固有成方，無另行製方之必要。唯救治門中對於引用成法之外，又須按症定方，故製方一事，實為救治門中之要務。

救治雖專指傷科，並不及於其他一切內外雜症，但無論其為內傷外傷，除用手法及外敷藥物之外，又必用內服之藥以調養之，始克奏效。

內服之方，雖亦有古法可為依據，而臨時增減，則全在乎診治者之對症發藥，不容稍有疏忽，亦不能泥古不化。如傷某處宜用何方；見何證，宜用何藥；對於病者之情狀，既當有深切之認識；而藥物之

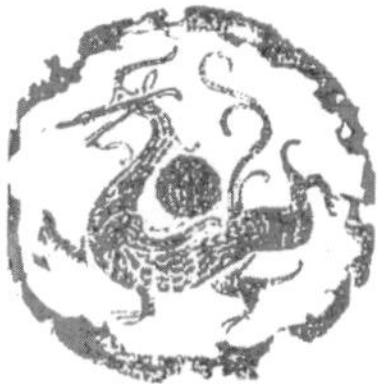

性質，亦宜有相當之研究；且於何方治何傷，何藥醫何症之所以然之故，亦當明瞭。否則拘泥成法，不知活用，難免不有疏失以貽誤於病者。故此製方定藥之事，頗不易談。

每見今之醫人，為人治疾，所定方案，固不至於藥與案違。若詢以必用此方治此病之故，殊未必能盡道其所以。

故予謂製方定藥一事，必須先研求其所以然之理，始克應用，而不致發生錯誤。因為人治病，此病者乃以其生命付託於我，我之責任，何等重大，又豈容以他人之生命為兒戲耶！

茲將用藥要訣錄下：

凡青腫不痛，或腫不消退者，氣血虛也，宜用十全大補湯。

若腫或作寒熱者，血傷而肝火動也，宜用四物湯加山梔柴胡。

血出不止，或又作寒熱者，宜用四君子湯加川芎當歸柴胡。

寒熱而痛甚者，欲潰膿也，宜用參蓍內補散。
膿出而痛甚者，氣虛也，宜用八珍湯。
瘡口赤肉突出者，血虛而肝火生風也，宜用柴胡梔子散。
膿出不止，瘡口白肉突出者，氣虛而有邪感也，宜用補中益氣湯。
膿潰而痛，或潰而不斂者，皆脾胃虛也，宜用六君子湯。
受傷而腸中作痛，按之不能寧者，內有淤血也，宜用承氣湯下之；下後仍痛，淤血未盡也，宜用加味四物湯調之。按之不痛，氣血傷也，宜用四物湯加參蓍白朮；下後胸脇作痛，肝血傷也，宜用四君子湯加川芎當歸；下後發熱，氣血俱虛也，宜用八珍湯加當歸半夏。
胸脇脹滿，不思飲食者，肝脾氣滯也，宜用六君子湯加柴胡枳殼。

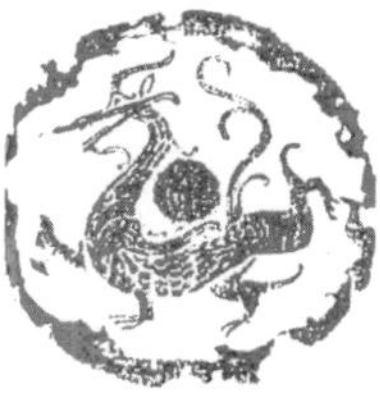

咬牙發搐者，肝盛脾虛也，宜用異功散加川芎山梔勾籐天麻。

以上諸方，須謹慎用之。至若普通內服之傷藥，大約以歸尾、生地、檳榔、赤芍各味為主，而用乳香、沒藥、骨碎補等味佐之。

此外所用藥味，則須視所傷之地位而加以增減，不可固定矣。

如傷在頭上者，宜加羌活、防風、白芷各味；

如傷在胸中者，宜加枳殼、枳實、茯皮各味；

如傷在腕下者，宜加桔梗、菖蒲、厚朴各味；

如傷在背上者，宜加烏藥、威靈仙各味；

如傷在兩手者，宜加續斷、五茄皮、桂枝各味；

如傷在兩脅者，宜加柴胡、膽草、紫荊各味；

如傷在腰部者，宜加大茴、破故紙、杜仲；

如傷在肚部者，加木香、小茴各味；

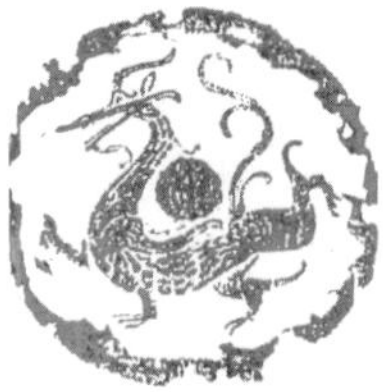

如受傷而大便閉塞者，宜加大黃、枳實各味；
如受傷小便閉塞者，宜加車前子、木通各味；
如受傷而見實腫者，宜加澤蘭；
傷及腿部者，宜加牛膝、木瓜。

此外苧麻（燒存性）、桃仁、紅花、血竭等味，亦為傷科內服之要品，宜審度用之。製方之訣，大略如此，研究藥功者，就此而推求之，不難升堂入室矣。

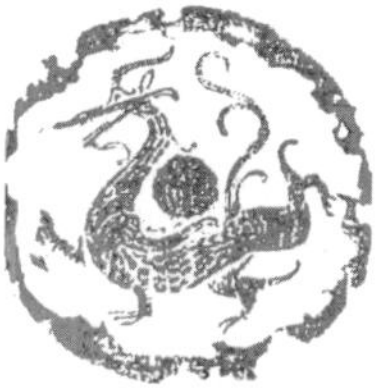

服食門之藥功

凡人對於飲食營養之外，又宜注意藥物之補益。因無論何人，難免有七情六慾之縈繞，及一切喜怒哀樂之感覺，於是乎各病生矣。此所謂病者，並不現於外，實潛伏於內，隱於無形，而不易覺察。迨一旦發作，則如川堤之決口，一發而不可遏止矣。故我謂人如未能絕情慾，摒除一切喜怒哀樂之事，必有隱疾，特人未之察耳。

夫病顯者易治，隱者難防，藥物之補益，正所以防患於未然也。且人多憂患，固易傷身，而喜笑過度，亦非所宜。

凡人遇逆意事，咆哮震怒，久而不止者，則內部之肝必受其傷；

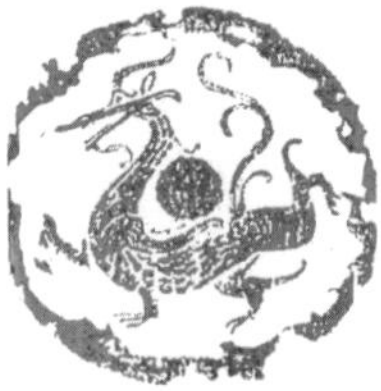

若思慮過度，遇事不決，患得患失，深思入幻者，則內部之脾，必受其傷；

若處境不佳，抑塞無聊，憂思重疊，不可排解，而意志灰頹者，則內部之心包，必受其傷；

若遇死亡之事，悲哀過度，時縈於心，耳目所接，觸景生悲，不能解釋，而歎息頻頻者，必傷其肺；若膽怯心驚，杯弓蛇影，恐懼多端，疑神疑鬼，不可自製者，則內部必傷其腎；

若食物過飽，或食生冷之物，或食性烈之物，但貪一時之口味，而不思防患於未然，則內部之腸胃，勢必受其傷害；

若喜笑過度，或笑時過劇，或笑之時間過久，而飽食之後，捧腹之時，大笑不止，或驟作狂笑，皆足傷腰；

若喜多言，在平時無事，好作高談闊論，滔滔汩汩，毫無節制，

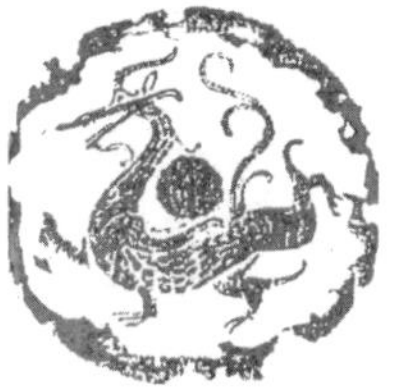

或大聲呼喝，歌唱無時，皆足傷其液；

若人喜盹睡，日無定時，或早眠晏起，或有暇即睡，而於午飯之後，食甫入胃，即行晝寢，皆足傷津；

若人在平時，淫汗自出，天雖不熱，而汗出如沈，甚或於睡眠之時，發現自汗盜汗等事，是皆足以損傷其陽氣；

若人善哭泣，偶遇些微拂意之事，即清淚交流，續續不絕，淚出過多，即足傷血；

若好色貪淫，交合無度，但圖頃刻歡娛，不顧一切後患，房勞過度，必竭其髓；

若閱書寫字，必借兩目之視覺，然亦須有定時，過若干時，即當使目稍息，或瞑目養神，若注視過久而不加休息，實足以傷其精；

若聽人談話，凝神靜聽，歷時過久，或終日聽到強烈之聲，兩耳無休息之時，則足以傷其神；

若終日兀坐，不稍運動，或坐著做事，行動時間太少，皆足以傷其脈；

若佇立時久，不稍行動或因直立做事，而無小坐休息之時，皆足以傷其骨；

若走長途，急於到達，中途並不稍事休息，一徑前行，歷時過久，到而後息，則其筋必傷矣。

以上所述各端，為我人所極易犯之事，且往往於不知不覺間而犯之，積久而致內傷，受其大害。欲加以防範，非藥物之補益不為功。

且我人練習武功，原欲其身強力壯，益壽延齡，但練習功夫，必先祛除內疾，使身體上完全無絲毫之損壞，然後再進而求內壯之道，庶可得其實益，而達益壽延齡之目的。欲其如此，是更不得不借重藥物之力矣。

且練習功夫，亦有借重藥物之力以助之者，如練輕身法宜服杞子，練習骨功宜服虎骨過山龍等也。本門藥功，與人身極有關係。人之一身，最重要者，厥唯精氣神三物。若此三者，團結凝合，則人之身體必強，而各種疾病，自無由而生；若此三者，互相分離，不能凝合，則徒存軀殼，百病叢生。故本門藥功，亦以固精凝神益氣為最重要之事，所用之藥，亦不離乎此。

以遺精癆瘵等症，為人生最易犯者。精為神氣之主，精若受損，則神氣必隨之渙散，犯之既久，則生機漸絕而死機長矣。故服食藥功門中，對於固精一事，視為首要，所用之藥，亦以此為主，而以調理內府各部之藥物為賓，相輔而行，各盡其用，然後能使疾病不生，身體壯健，進而練習武功，收效速而成功易矣。

至於輔助行功之藥物，則以增加各部之活動，並非用以去除各種暗疾者，是與尋常服食之品，稍有區別，絕不可混為一談，唯以其同為服食之藥物，故歸入一門。茲將各種藥物，分條詳述如次。

甲、普用補益之藥

補髓丹

用雄豬脊髓一條，雄羊脊髓一條，大鱉魚一個，烏骨雞一雙，去骨用肉，陳酒一大碗，入沙鍋內煮熟搗爛。再加入大山藥五條，建蓮肉八兩，大棗百個，柿餅十個，用井華水一大碗，另煮之使極爛，乃合前肉一併煎熬。宜用文火。

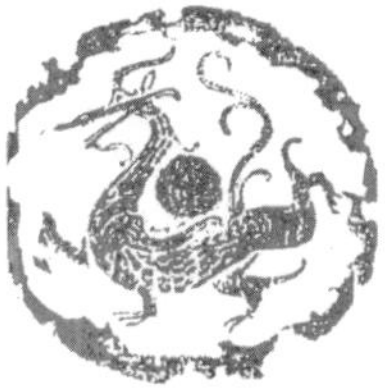

再以明膠四兩，黃蠟五兩，逐漸緩緩添下，與上述八味，搗打成膏，再加入平胃散末一兩，四君子湯末一兩。知母一兩，黃蘗末一兩，如覺太乾，則加蜜少許同熬。攪勻之後，取出放在青石上，以木槌捶打之，使柔韌如泥，取製成丸，大如桐籽。

每服七十丸，以棗湯送下。每日不拘何時服食皆可。

此藥之功，能補髓生精，和血順氣，兼治一切虛勞羸瘦等症，有病可以治病，即無病者服之，亦可得無上之補益。且藥性和平，極為王道，並無劇烈之劑，無論如何，不至發生流弊。服之百日，百病不生，身強力壯，其效如神。

補天丸

此丸又名補天大造丸。用紫河車一具（長流水洗淨，用烏鉛匣用

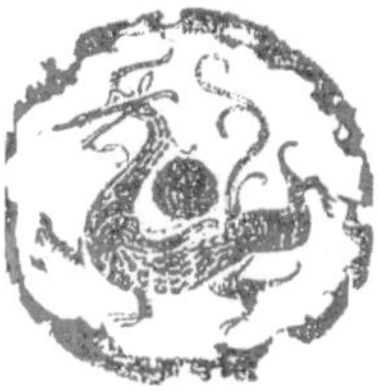

蜂蜜八兩拌之，藏入匣中，將匣口烙住，隔水煮一炷香時，候冷開出，入石臼內搗爛，拌入諸藥末，捶千下，烘脆重磨）、嫩鹿茸二兩（酥炙）、虎脛骨二兩（酥炙）、大龜板二兩（酥炙）、補骨脂二兩（鹽酒拌炒）、懷生地八兩（九蒸九曬）、懷山藥四兩、山茱萸四兩（酒洗去核）、枸杞子四兩、當歸身四兩（酒洗）、白茯苓三兩（乳拌三次曬乾）、澤瀉□兩（去毛）、牡丹皮三兩（去骨陳酒洗）、天門冬三兩、麥門冬三兩（均去心）、遼五味三兩、菟絲子三兩（酒煮）、懷牛膝三兩（去蘆酒洗）、川杜仲三兩（去皮酒炒）、淡蓯蓉三兩（酒浸）、人參二兩，各物共研為細末，煉蜜為丸，大如桐籽。

每服七十丸，空腹時溫酒送下，或鹽湯送下亦可。

此方治諸虛百損，五勞七傷，陰精乾涸，陽道萎弱。久服生精養血，益氣安神，順暢三焦，培慎五臟，聰耳明目，益智寧神，烏鬚黑

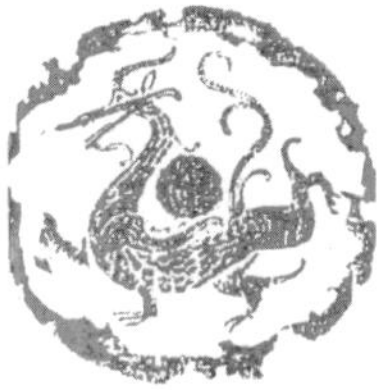

髮，固齒牢牙，潤肌膚，壯筋骨，除腰痛，健步履，去除一切疾病。

此方不寒不燥，有奪造化之奇功，為補身體之聖藥。

得天丸

用紫河車一具，先行製過。熟地黃二兩、當歸二兩（酒製）、茴香二兩（酒製）、黃蘗二兩（酒製）、白朮二兩、牛膝一兩半（酒製）、生地黃一兩半（酒炒）、天門冬一兩半、麥門冬一兩半、五味子七錢、枸杞子七錢、陳皮二錢、乾薑二錢、側柏葉二兩（向東枝者焙）。

將以上各藥，共研為細末，合紫河車搗舂之，使稀爛成泥，即製為丸，丸大如桐籽。

每服七十丸，米飲或溫酒送下，皆可，每日服二次。

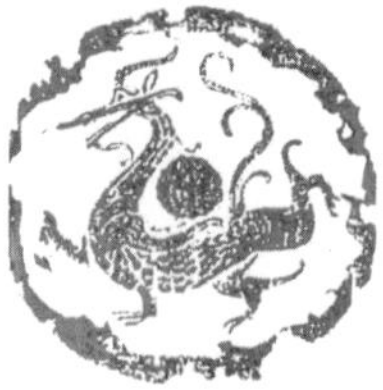

此丸之功效，能壯元陽，滋腎水，治房室過度，五心煩熱，虛勞不足。有病治病，即無病者服之，日久以後，亦能收延年益壽之效。

八物丸

熟地黃八兩、山茱萸四兩、山藥四兩、牡丹皮三兩、澤瀉三兩、白茯苓三兩、肉桂一兩（去皮）、五味子一兩。將以上各藥，共研為末，用蜜調和，搗韌如泥，製之成丸，如桐籽大。

每服四五十丸，溫酒送下。

此丸之功效，可以平補腎氣，堅齒駐顏。按此即加減八味丸也，以五味子之酸斂、易附子之辛溫，腎虛而不寒者宜之。久服此丸，可以駐顏不老；老年人服之可以返老還童，其效如神。

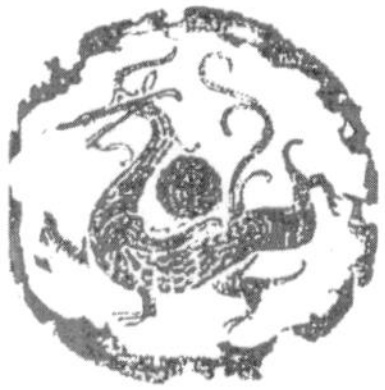

七寶丹

用何首烏赤白雌雄各一斤（先以米泔水浸一夜，竹刀刮去粗皮，切作大片）、牛膝八兩（去苗，黑豆鋪甑中一層，上鋪首烏一層，再鋪黑豆一層，上鋪牛膝一層，如此相間鋪疊，至首烏、牛膝鋪盡，則上面再鋪黑豆一層，隔水蒸之，豆熟為度，去豆將首烏、牛膝曬乾，再用生豆鋪蒸之，共蒸曬九次）、破故紙八兩（用清水洗淨，與黑芝麻同炒，至無聲時去芝麻用紙）、白茯苓八兩（去皮用人乳汁浸透，然後曬乾，更入甑蒸過，曬乾聽用）、菟絲子淨末八兩（將菟絲子淘淨，酒浸一宿，洗去砂土，入甑蒸之，取出曬乾，蒸曬各三次，研為細末）、當歸身淨末八兩（將歸身用酒洗淨，切片曬乾，勿見火，研為細末），將各藥如法製過之後，共研為末，煉蜜為丸，丸大如龍眼。

每服一丸，空專腹時溫酒或鹽湯送下。服此丸後，忌食萊菔豬血糟醋等物。

此丸之功效，能補腎元，烏鬚髮，治氣血不足，羸弱周痹，久服能延年益壽，且藥性極為和平，不至於發生流弊。

班龍二至百補丸

用鹿角五十兩（新取連腦骨者佳，鋸二寸長，長流水洗之，米泔水浸一宿，洗刷乾淨曬乾）、黃精八兩、枸杞子四兩、熟地黃四兩、菟絲子四兩（熱水淘）、金櫻子四兩（去毛子）、牛膝二兩（酒洗）、天門冬二兩（去心）、麥門冬二兩（去心），楮實子二兩（酒洗），龍眼肉一兩，同鹿角入淨　內，層層放實，用新汲淡水注　中

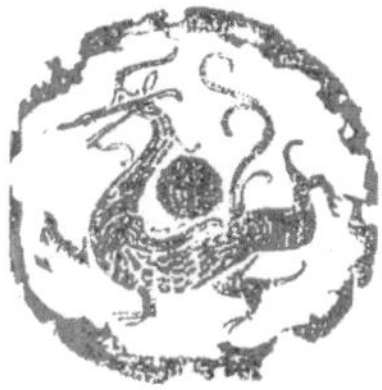

平肩，以密梭布四層封口，以新磚壓子，置大鍋中井字架上，蓋好。

重湯煮三日夜，旁用小鍋煮沸水，不時添注　內。待足日之後取出，濾去渣滓，將汁用絹絞出，入砂鍋內文火熬成膏，約一斤八兩。再煉蜜二斤，滴水成珠攙入，和鹿角霜十兩、人參五兩、綿黃耆四兩、芡粉四兩、白茯苓四兩（去皮）、炒淮山藥四兩、山茱萸肉四兩（鹽水洗）、生地黃四兩（酒洗飯鍋上蒸過）、知母四兩（鹽水炒）、五味子四兩（去梗），共研為細末，合前藥調勻，搗和為丸，大如桐籽。

每服四五十丸，空腹鹽湯送下，隨用熟蓮子肉或乾棗子數枚壓之。

此丸功能固本保元，生精養血，補虛損，益五臟，壯元陽，強筋骨，久服延年益壽，聰耳明目，唯藥性大溫。

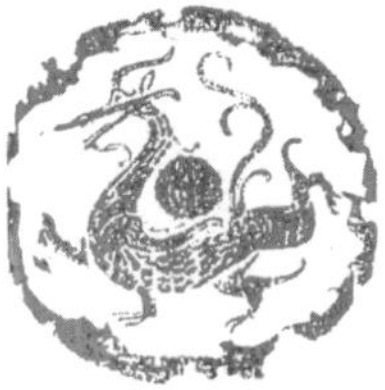

乙、輔助行功之藥物

練習臂功之藥物

凡練習兩臂功夫者，無論其所練為何種，如鐵槓、珠袋、石鎖、鐵臂膊等功夫，皆以增進兩臂實力為目的。平常練習，雖亦可收效，然終不及用藥物輔助之速。

宜每日飲黃精酒一二盅，此酒用黃精、蒼朮、枸杞根、柏葉、天虋冬各等分，煮之成汁，和米麴共釀為酒。

或嫌釀酒之麻煩，可用以上述藥品各一斤，加上好燒酒二十斤浸之，三月之後，濾去藥渣，用絹絞出清酒，法較簡易。

此酒功能壯筋骨，益精髓，遍及全身各部，練任何功夫者，皆宜飲之，不特練臂功為然也。

練臂功者，於黃精酒之外，更宜尋覓大黃鱔七條，須每條重二斤以上者為宜，養諸瓦器中，毋使其死。先備溫酒半大碗，須用陳黃酒，乃取鱔一條，用瓷器劃開其喉，滴血於酒中，以滴盡為止，即取酒和血飲之。更將鱔身置石臼內搗爛，加茯苓五兩、黃蓍五兩，各為末，炒米粉半斤，煉蜜調勻，共為丸，每丸大小不拘。分為七份，每日晨起，空腹服一份，七日食盡。再取一鱔，如法食之，四十九日後，功效自見。

如胃弱之人，不能飲鱔血酒者，即將各藥末同活鱔入石臼搗爛為丸亦可，唯功效略遜。若飲鱔血酒後，覺體中發熱。即蒙被而臥，待其大汗而後起。人盡七鱔之後，竟能脫換骨，返弱為強，兩臂力漲千

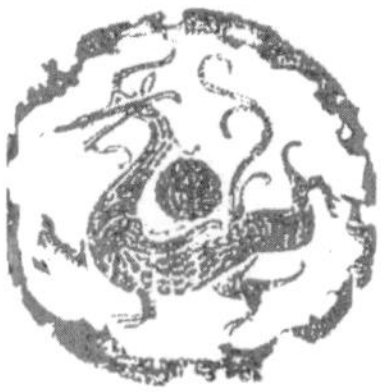

斤，其有俾於臂功也如此，學者應宜志之。

練習腕功之藥物

凡練習腕上功夫之人，不論其所練者為劈山掌、觀音掌等，其主要目的，則在於增加腕部之實力。唯腕之一部，實甚細小，欲練成功夫，實非易事，是非借重藥物之助力，殊不易有所成就也。

法宜每日在臨睡之時，飲黃精酒一二杯，多少可隨量，唯不宜沉醉。此外更宜取虎前脛一對，以新取者為佳，去皮毛，存骨肉，入石臼內搗爛，放文火上烘乾，再研為細末。另用補骨脂四兩、牛骨髓半斤，共煉之，調和為丸，丸大如龍眼核。

每服三丸，鹽湯送下，服完七料為度。

因虎脛骨一物，有搜風健骨之功，尤能於骨節間增其力量；牛髓則補益骨髓，使之充足，故服此丸者，其效甚大。又方，加黃蘗、敗龜板、當歸各二兩，是於補益骨髓之外，又兼及調補元陽矣。

服完七料之後，則其人之腕骨堅強，力亦增加數倍，再行練習各種功夫，自然易於成就矣。

練習背功之藥物

背部為五臟命脈之所繫，練習功夫，非所以制人，實為自衛之道。唯練習背部功夫，多偏於捶練，苦無藥物以助之，則最易發生筋聚骨錯、血脈壅塞等病，是宜常服壯筋丸。

此丸取黑牛脊筋三條，須首尾完全者，與烏骨雞七隻，洗刷盡淨，同入砂鍋中，加陳酒二斤，清水稱是，用文火煮之。及爛，取去雞骨，出火涼之，必凝結膏成。另用白茯苓一斤、當歸身八兩、懷山

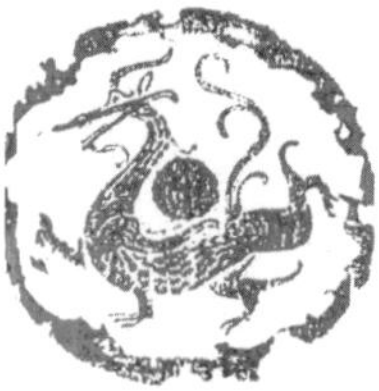

藥一斤（切片炒）、黃蓍根八兩，共研為細末，與牛筋等所凝之膏，共入石臼中搗和之。如嫌太稀，則加炒米粉若干。搗至柔韌，乃製為丸，丸大如桐籽。

每服三錢，鹽湯送下，每日晨夕服二次。功能增加背部筋骨之活動，而使之充實，以便捶練時，可免受損之患。

如因練功受損，而已發生筋聚骨錯、血脈壅塞之情形者，則宜服補筋丸。此丸用五茄皮一兩、蛇床子一兩、沉香一兩、丁香一兩、川牛膝一兩、白雲苓一兩、白蓮蕊一兩、肉蓯蓉一兩、菟絲子一兩、當歸一兩（酒洗）、熟地黃一兩、牡丹皮一兩、宣木瓜一兩、懷山藥八錢、人參三錢、廣木香三錢，將以上各物，共研為細末，煉蜜為丸，丸大如桐籽。

每服三錢，無灰酒送下，服至復原為度。此方亦極神效。

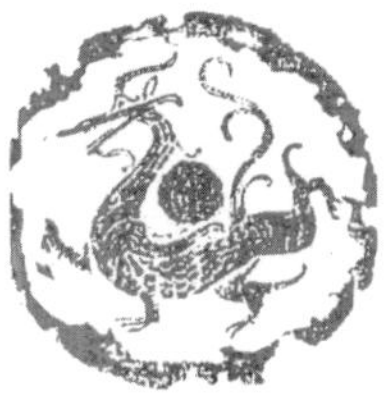

練習腰功之藥物

腰部為人生最要之部分，且極軟弱易損，故練功之人，對於此一部分，亦極重視。唯此等軟當處，練功亦極不易，非內外兼施不可。外部則以揉摩抑折之法練之，而內部則全靠藥物。

宜用補骨脂四兩（酒炒）、杜仲四兩（去粗皮，鹽酒炒斷絲，或用生薑二兩五錢炒）、大蒜四兩（薑炒熬膏），共研細末，另用胡桃肉連皮三十枚、青鹽一兩（去淨砂土），共搗如泥，入白蜜少許為丸，丸大如彈子。

每服一丸，空腹時溫酒化下，厥功甚偉。如行功之後，而覺腰胯痠疼者，宜服虎骨散治之。

此散虎脛骨二兩（酥炙）、敗龜板二兩、當歸二兩、川萆薢二兩、牛膝二兩、川芎一兩、桂心一兩、羌活一兩，共研為細末，每服二錢，至多四錢，空腹時溫酒送下。亦可和白蜜為丸，唯手續較煩耳。

練習脇功之藥物

脇居於人體之前，雖有肋骨護其外面，然內部究竟空廓，若外面稍有震動，則內部亦易激蕩受損。故練習脇功之人，行功時固須步步小心，不可過於求功，而尤為借藥物之力，使其內部充實，宜常服黃蓍酒以祛其內邪。

此酒用黃蓍三兩、獨活三兩、防風三兩（去叉）、細辛三兩（去苗）、牛膝三兩、川芎三兩、炙甘草三兩、川烏頭二兩（炮去皮臍）、蜀椒三兩（去目並合口者，炒出汗）、山茱萸二兩（去核）、

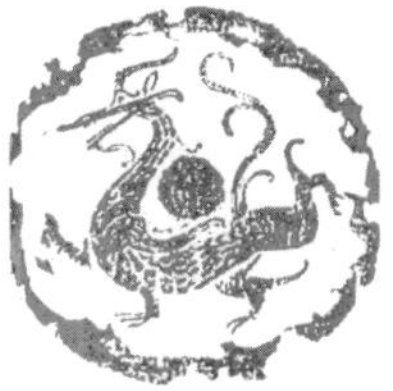

乾葛根二兩、秦艽二兩（去苗土）、官桂二兩五錢（去粗皮）、當歸二兩五錢（切焙）、生大黃一兩（剉）、白朮一兩五錢、乾薑一兩五錢（炮），各物剉如豆大，夾絹囊盛貯，清酒一斗浸之。春夏五日，秋冬七日可以取飲，每飲一二盅為度。

少壯之人宜冷飲，老年人則微熱之以進，以一劑為度。兼能治脇下攣急、久坐腰痛等症。

服後覺得內部舒適，外耐寒冷，即是功效。然後再依法行功，自可免除一切弊病，而易於成功矣。

練習腹功之藥物

腹為人身前部之軟當，欲練功夫，以運氣為主，不論其為蛤蟆功、布袋功等，要皆須氣血充實，功夫始能有成。若氣血虧耗之人，

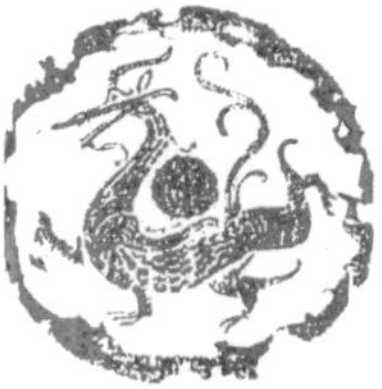

欲練此種功夫，勢非先借藥物之力，以補其氣血，然後始可再行練功。否則非但不得其益，且足以發生別種弊病，是不可不慎也。

補充氣血之藥，宜服補充丸，此丸用紫河車一具（長流水洗淨，用烏鉛匣用蜂蜜八兩拌之，藏於匣中，將匣口烙住，隔水煮一炷香，候冷取出，入石臼內搗爛。拌入諸藥末，捶千杵，烘脆重磨）、牛膝二兩（酒炒）、杜仲二兩、黃蘗三兩（酒製）、炙龜板三兩、陳皮一兩，共研為末，與紫河車合搗，煉蜜為丸，丸大如桐籽大。

每服三錢，鹽湯送下，冬加乾薑五錢，夏加炒五味子一兩，此丸專補氣血虧耗，服之極有應驗。唯氣血旺盛之人，練習腹功，則不必服此。

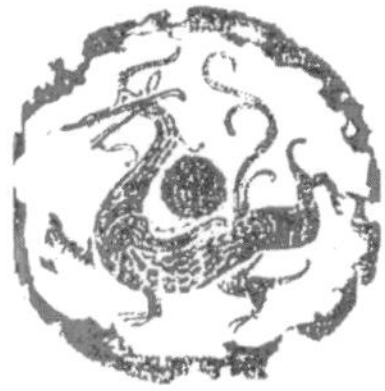

練習腿功之藥物

腿部為人身最堅強之處，以之練習各種功夫，如鐵掃帚、掘子腿等，功成較易，而收效亦較練別一步功夫為速，且人人能自習之，似無須乎藥物之補助。

然在身體強壯之人，固然可以不必，以氣血充實故也。若身體孱弱之人，而練此等劇烈之功夫，不消數日，即發生種種不適。或行功過久，而影響及於體部，覺腰脊痠痛；或行功過劇，氣血受損，而覺腰膝軟怯，痠痛不能屈伸；或竟下肢拘攣等病。凡此種種，皆極易發現之事。於其治之於發現之後，不若防之於未發之前。

預防之法，即飲牛膝酒是也。此酒製法，宜取牛膝若干，以稱量之清水煎汁，與米麴合釀為酒。

如嫌此法太煩，則可取牛膝二斤（洗切搗為末），用薄絹囊盛之，放於淨罈中，另用陳黃十斤入罈，密封其口，入鍋隔湯蒸之，以水沸為度。蒸過後放地上涼七日，然後開罈取飲。

每飲半斤至一斤，各隨其量，臨睡時溫熱飲之。唯不可過量，隨飲隨製，可以常服。服久之後，練習腿功，非但不致發上述之各種弊病，且能強壯筋骨，補益各種虛損也。

練習脛功之藥物

凡用足踢人者，其力雖來自腿部，然轉運之者，則為脛，因脛實為腳與腿之重要關鍵也。唯脛骨皮多肉少，脆弱異常，欲用以臨敵，非練有功夫不可。但此等部分而欲練功，又非可全恃外面之揉摩捶練所能奏效，非借藥物之力量以充實其內部，再依行外面之功夫不可。

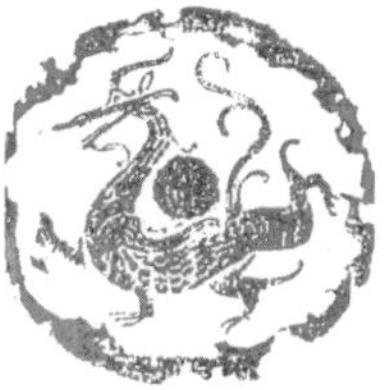

此種補助之藥物，以虎潛丸為最妙。藥用敗龜板四兩（酥炙）、黃蘗四兩（鹽酒炒）、知母二兩（鹽酒炒）、熟地黃二兩、牛膝三兩五錢（酒蒸）、白芍藥一兩五錢（酒炒）、鎖陽一兩（酒潤）、虎脛骨二兩（酥炙）、當歸一兩（酒洗）、陳皮七錢五分（鹽水潤）、乾薑五錢（冬月用之），共研為細末，羯羊肉二斤，陳酒煮熟，和藥末共搗爛，和米糊為丸，丸大如桐籽。

每服三錢，空腹時淡鹽湯送下。此方有強脛健步之功。

又法用牛之後腿骨全副，劈開取其髓，入沙鍋內熬煉之，存精去渣。然後用牛膝一斤、黃蘗八兩、龜板四兩、虎脛骨四兩，共研為細末，合牛髓攪勻，加米粉為丸，大如桐籽。

每服三錢，空腹鹽湯送下。此丸久服，則可使腿脛各部，骨髓增加堅強有力，且可以驅除一切風濕。練習脛部功夫之人，先服此丸而

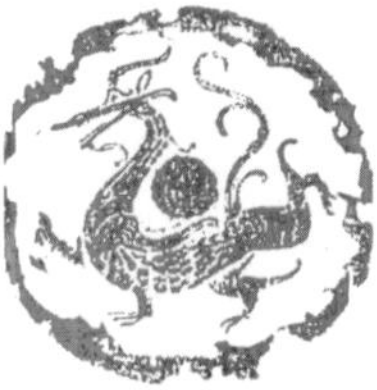

後行功，必能收事半功倍之效。

練習指功之藥物

指頭為日常使用之要件，即練武之人，於拳打足踢外，亦常用指頭之點刺擒拿以制人。唯指頭係人身最小之一部分，以之練功，固屬不易，偶或不慎，且足以傷其筋骨。

故練習指功之人，不論所練者為點石功、龍爪功等，於行功之前，必借重藥物之保護，蓋即洗手洗指等是也（藥詳洗浸門之藥功中）。然外面固宜洗浸，而內部亦不容不用藥物以充實之，使收內外兼顧之效。

日常服用之物，無過天虋冬酒。冬月用天虋冬去心若干，清水煮成濃汁，乃和稱量之米麴同釀為酒。或用天虋冬二斤去心，搗爛貯絹

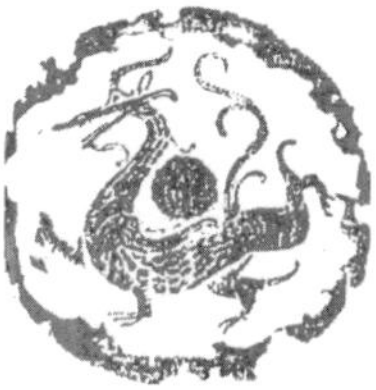

囊中入罈，加陳黃酒十斤，密封罈口，放鍋中隔湯蒸之，以水沸為度。待冷定，取罈放陰處涼七日，然後取飲。每飲以一二盅為度。飲時須用水溫之。隨飲隨製，唯終以用前一法為佳。

此法宜常飲，唯飲必有度，不可過多。飲之非但能調和血脈，強壯筋骨，且可清心降火，滋潤五臟，兼治五勞七傷等症，功效極大。

又法用補骨脂四兩、鷹爪骨四兩、續斷四兩、茄皮四兩，共為末，另羯羊肉一斤、黃酒一碗，煮爛去骨，合藥末同入石臼中搗和，加米粉少許，共為丸，大如桐籽。每服三錢，鹽湯送下，亦有奇效。

練習內功之藥物

內功之種類雖不止一二，然其練功之訣竅，則無甚區別，要不外乎補益精血，培養神氣而已。欲其能達到此一步目的，則勢不得不用

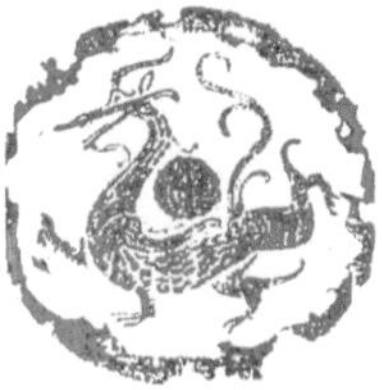

藥物矣。

每日晨起與臨睡之時，宜各飲黃精酒一二盅（酒方見前），各隨其量而酌定之，唯切不可飲至過量，致反貽害。更覓取何首烏一對（須極大，約一斤以外一枚者可用，赤白各一，用竹刀刮去其泥垢，切成小塊，放竹簾上，入沙鍋隔湯蒸之。忌犯鐵器，蒸熟取出，設法焙乾）。更取淮山藥半斤（焙）、白茯苓半斤、蒼朮四兩、黃蓍四兩，合首烏共研細末，煉蜜為丸，丸大如桐籽。

每服百丸，白開水送下。每日空腹時服之。

練習無論何種內功之人，皆宜服此丸，因此丸補益氣血，調養精神，功效極大，久服能延年益壽，返老還童。如能覓首烏之大而長成人形者（此物據云生三百年後可成人形），依法製服之，竟能長生不死，而成地仙云。

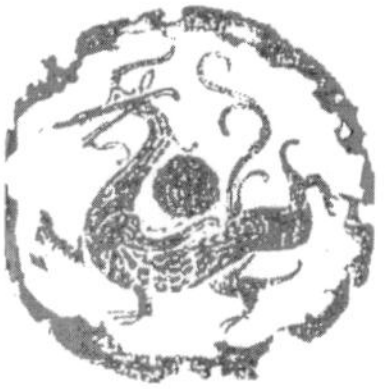

練習輕功之藥物

輕身功夫，練習固有成法，如跑沙超距等，雖法則不一，而其目的則完全相同，練此項功夫，若完全靠外面之演習，縱可成功，然收效極緩，若用藥物以助之，則可事半功倍矣。

此項藥物，以三精丸為最妙。丸用蒼朮淨末一升、地骨皮淨末一升、黑桑葚二十升（**按《沈氏尊生書》謂蒼朮為天之精，地骨皮為地之精，桑葚為人之精，故曰三精**），先將桑葚搗爛，用絹絞取其汁，將二種藥末，和汁調勻，入瓦罐中，密封其口，放屋瓦上，使日曬夜露，以受日月之精氣。待其自乾，再取出研為細末，煉蜜為丸，如桐籽大。

每服十丸溫酒送下，每日晨夕各服一次。久服則身輕如羽，靈活異常，且能滋陰去濕，補精益髓，返老還童。

又方用枸杞子二升，須擇最肥者取用，以絹包之，無灰酒一斗浸，密封其口，經三七日取飲。每日臨睡飲，隨量勿醉，久飲亦能輕身，甚靈效。

練習目功之藥物

目功即俗所謂夜眼者是也，為夜行人必練之功夫。雖可用外法練習，但不可不服藥品也。

藥宜用枸杞子八兩（酒水拌，分四股，一用小茴香三錢炒，去茴；一用川椒三錢，炒出汗去椒；一用青鹽三錢炒，一用黑芝麻三錢炒）、白蒺藜四兩、當歸頭三兩（酒炒）、熟地黃三兩、石決明二兩、甘菊花二兩、桑葉二兩、穀精草二兩，共研細末，煉蜜為丸，不拘大小。

每服三錢，開水送下，久服此丸，能清火明目，使於昏黑中見物，頗有助於目功。

丙、却除疾病之藥物

治心虛之藥物

心氣虛弱之症，大概起於思慮太過，多見舌強、氣喘、胸滿、腰脅掣痛、心煩、手熱、善妄、太息、怔忡、恍惚等證。治宜補肝陰，滋心血，可將下列各方，參酌用之。

【方一】

生地黃一兩（洗）、人參一兩（去蘆）、白茯苓一兩（去皮）、遠志一兩（去心）、石菖蒲一兩（去毛）、玄參一兩、柏子仁一兩、桔梗一兩（去蘆）、天門冬一兩（去心）、丹參一兩（洗）、酸棗仁一兩（去殼炒）、炙甘草一兩、麥門冬一兩（去心）、百部一兩（洗）、杜仲一兩（薑汁炒斷絲）、茯神一兩（去木）、當歸一兩（去蘆尾）、五味子一兩（去枝梗），共研為末，煉蜜為丸，藥每兩作十丸，硃砂為衣。

每服一丸，臨睡桂圓湯送服。

【方二】

敗龜板一兩（酥炙）、龍骨一兩（研末入雞腹煮一夜）、遠志一兩、九節菖蒲一兩，研為細末，水泛為丸。

每服一錢，開水送下。

【方三】

當歸一錢、生地黃一錢、熟地黃一錢、赤茯苓一錢、梔子一錢、麥門冬一錢、陳皮一錢、人參五分、甘草五分、大棗二枚、烏梅一個，清水煎服。

以上諸方，皆斟酌用之。至於如何加減之處及份量之輕重，是則須視受治者之症狀如何，再加決定矣。

治心勞之藥物

此症由勞心耗血所致，為五勞之一。凡發現驚悸恍惚，盜汗夢遺者，屬虛寒，宜參酌用第一方或第二方；凡發現口舌生瘡，二便秘結者，屬實熱，宜用第三方。

【方一】

遠志一兩（去心）、茯神一兩（去木）、肉桂一兩、人參一兩、酸棗仁一兩（炒）、黃蓍一兩、當歸一兩（酒浸）、炙甘草五錢，清水煎服。

【方二】

酸棗仁一兩五錢（去皮炒）、遠志一兩（去心製）、黃蓍一兩、白茯苓一兩、蓮肉一兩（去心）、當歸一兩（酒浸焙）、人參一兩、茯神一兩、陳皮五錢、炙甘草一錢、生薑三片、大棗一枚，清水煎至七分，分三次服，日間二次，臨睡一次。

心經有熱者，加黃連、生地黃、麥門冬、木香四味。

【方三】

黃芩三錢、澤瀉三錢、梔子仁三錢、麥門冬三錢（去心）、木通三錢、生地黃三錢、黃連一錢、炙甘草一錢、生薑五片，清水煎至七分，不拘時服。

治肝虛之藥物

肝虛之人，目䀮䀮無所見，耳無所聞，善恐多懼，此症宜用辛散甘緩之劑以治之，可參酌下方應用。

【方一】

川芎四兩、當歸四兩、白芍藥四兩、生地黃四兩、防風四兩、羌活四兩，共研為細末，煉蜜為丸，大如桐籽。

每服三錢，開水送下。

【方二】

白芍藥一錢五分、川芎一錢、當歸一錢、柴胡八分、梔子四分、牡丹皮四分，清水煎服。

治肝勞之藥物

此症由多怒傷肝，或盡力謀慮所致，為五勞之一，多見目視不明，頻頻淚下，不能獨臥。虛寒則口苦骨疼，痙攣煩悶，宜用第一方治之；實熱則面黑目赤，關格不通，毛悴色夭，精神恍惚，宜用第二方治之。

【方一】

川續斷一兩（酒浸）、陳皮一兩（去白）、當歸一兩（酒浸去蘆）、川芎一兩、半夏一兩（製）、乾薑一兩（炮）、肉桂五錢（不見火）、炙甘草五錢，㕮咀，每服四錢，清水一盅，加生薑五片，同煎服，不拘時刻。

【方二】

羚羊角三錢（鎊）、羌活三錢（去蘆）、玄參三錢、車前子三錢、黃芩三錢（去黑心）、梔子仁三錢（炒）、瓜蔞三錢（炒）、胡黃連三分、菊花三錢、細辛一錢（去苗），共研為末，每服二錢，食後竹葉湯送下。

治脾虛之藥物

凡脾虛之人，則腹滿腸鳴，飧泄，食不化。按此證面黃肌瘦，吐利清冷，腹脹腸鳴，四肢無力，飲食不進，參用第一第二方治之。

【方一】

生薑六兩（洗淨切片，以飛麵四兩，和勻就日中曬乾）、橘皮一兩、炙甘草二兩、丁香二兩（不見火）、縮砂仁三兩，共研為末，煉蜜為丸，大如彈子。

每服二丸，食前薑湯送下。

【方二】

青皮二錢、陳皮二錢半、粉草二錢半、桂心二錢半、高良薑二錢半、川烏頭三枚（炮去皮尖）、草蔻仁三枚、訶子五枚（去核），研為細末，每服一錢，清水一碗，加生薑三片，煎至七分溫服。

治脾勞之藥物

此症由饑飽過度或思慮過度所致，宜補肺氣以益之，肺旺則感於脾也。若虛寒則脹滿少食，嘔逆酸心，肌瘦多汗，宜用第一二各方參治之；若實熱則氣急唇焦，四肢不和，宜第三方治之。

【方一】

白茯苓一兩（去皮）、縮砂仁一兩（去皮）、薏苡仁一兩（炒）、枇杷葉一兩（去毛薑汁炙香）、人參一兩（去蘆）、白朮二兩（炒）、桑白皮七錢半（炒）、檳榔七錢半（炒）、白豆蔻七錢半（炒去皮）、青皮七錢半（去白）、穀蘗七錢半（炒）、五味子五錢（炒）、沉香五錢、杜仲五錢（去皮薑汁酒塗炒）、丁香七錢半、藿香七錢半、隨風子七錢半、石斛七錢半（酒炒）、半夏七錢半（薑汁搗和作餅，炙令黃色）、大腹子七錢半（炒）、木香七錢半、炙甘草一兩五錢、陳皮二錢五分（去白）、神麴二錢五分（炒），每服三錢，清水一盞，加生薑三片、大棗一枚，煎至七分溫服。

【方二】

華澄茄皮五錢、乾薑五錢、白豆蔻五錢、丁香五錢、白茯苓一兩、甘草一兩、肉豆蔻一兩、半夏一兩（薑汁浸一宿）、縮砂仁一兩、青皮一兩、檀香一兩、厚朴一兩（薑汁製）、茴香一兩、神麴一兩，橘紅一兩、白朮四兩、川烏二兩（炮去皮臍）、炒果仁二兩、附子二兩（炮去皮尖），㕮咀，每服三錢，清水一盞半，加生薑七片、大棗一枚，煎至七分溫服。

【方三】

鮮枇杷葉四兩（刷去毛）、乾熟地黃四兩（去土）、天門冬四兩（去心焙）、枳殼四兩（去瓤麩炒）、山茵陳四兩（去梗）、生乾地黃四兩、麥門冬四兩（去心焙）、石斛四兩（去蘆）、黃芩四兩、炙甘草四兩，研為末，清水一盞煎至七分，食後臨臥，去滓溫服。

治肺虛之藥物

肺虛則氣少不能報息，此證呼吸短少，喘乏咳嗽，嗌乾，耳鳴嘈嘈，時妄見，恐怖不樂，治宜清補，可用枳實湯加人參治之，唯有熱者忌用。

【方一】

枳實五錢（去瓤挫片，麩炒微黃）、赤茯苓五錢（去皮）、甘草六錢、桔梗七錢半（剉炒）、半夏七錢（湯煮濾剉焙乾），加人參三錢，吹咀，每服二錢，清水一盅，加生薑三片，煎至七分溫服。

餘如貝母、百部、沙參、枇杷葉、百合、桑白皮、杏仁、天冬、麥冬等，亦均可酌用。

治肺癆之藥物

此症由憂思氣損所致，亦為五勞之一。虛寒則心腹冷痛，胸滿背痛，吐逆，四肢倦怠，宜用第一方治之；實熱則氣喘毛焦，兩脇脹痛，津枯，面目若腫，宜用第二方治之。

【方一】

人參一兩、鐘乳粉一兩、製半夏一兩、肉桂一兩（不見火）、橘紅一兩、乾薑一兩（炮）、木香五錢（不見火）、炙甘草五錢，每服一兩，清水煎服（按：一方無人參）。

【方二】

知母四兩、貝母四兩，共研為末，煉蜜為丸，大如桐籽。每服五錢，薑湯送下。

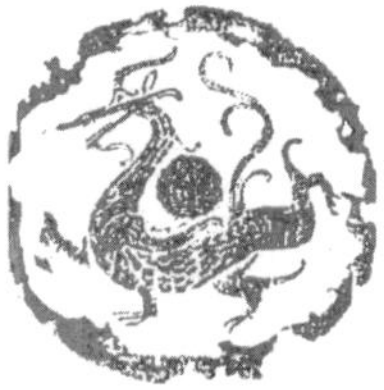

治腎虛之藥物

凡腎虛之人，每易見腰背脊膝，厥逆而痛，神昏耳鳴，小便頻數，精漏骨萎等象，宜用下方治之。

【方一】

熟地黃八兩（砂仁酒拌，九蒸九曬）、肉桂一兩，牡丹皮三兩、澤瀉三兩、茯苓三兩（乳拌）、山茱萸肉四兩（酒潤），共研為末，和山藥搗爛為丸，大如桐籽。

每服三錢，空腹時鹽湯送下。

治腎勞之藥物

此症由於色慾過度，或矜持志節所致，亦為五勞之一。虛寒則遺精白濁，多夢紛紜，甚至面垢耳鳴，腰臍痛如折，宜用第一第二方參治之；實熱則小便黃赤澀痛，陰器生瘡，宜用第三方治之。

【方一】

山茱萸二兩、乾薑二兩、川巴戟二兩、芍藥二兩、澤瀉二兩、北細辛二兩、菟絲子二兩（酒浸）、遠志二兩（去心）、桂心二兩、黃蓍二兩、石斛二兩、乾地黃二兩、附子二兩、當歸二兩、牡丹皮二兩、蛇床子二兩、甘草二兩、肉蓯蓉二兩（酒浸）、人參二兩、菖蒲一兩、防風一兩五錢、茯苓五錢，共研為末，以羊腎一對，研細酒煮，麵糊為丸，大如桐籽，每服三十丸。

【又方】

熟地黃一兩（酒蒸焙）、杜仲一兩（炒）、菟絲子一兩（酒蒸另研）、石斛一兩（去根）、黃蓍一兩、續斷一兩（酒浸）、肉桂一

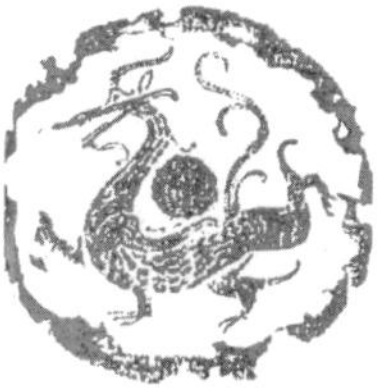

兩、磁石一兩（煅醋淬）、牛膝一兩（酒浸去蘆）、沉香一兩（另研）、五茄皮一兩（洗）、山藥一兩（炒），共研為細末，用雄羊腎兩對，以蔥椒酒煮爛，製為丸，大如桐籽。

每服七十丸，空腹鹽湯送下。

【方二】

熟乾地黃八兩、山藥四兩、山茱萸四兩、茯苓三兩、丹皮三兩、澤瀉三兩、附子一枚（炮）、桂子一兩，共研為末，煉蜜為丸，大如桐籽。每服十五丸至二十丸，溫酒送下。

【方三】

生地黃一兩五錢（切焙）、黃蓍一兩五錢、防風一兩（去叉）、遠志一兩（甘草水煮，去心）、茯神一兩（去木）、鹿茸一兩（去毛酥炙）、黃芩一兩（去黑心）、瓜蔞一兩、人參一兩二錢五分、石韋五錢（去毛）、當歸五錢（焙）、赤芍藥七錢五分、戎鹽七錢五分、炙甘草七錢五分、車前子二兩、滑石二兩，研為細末，煉蜜為丸，大如桐籽。

每服十五丸至二十丸，食前溫酒送下。

治血虛之藥物

此症由於房勞思慮傷心腎所致吐血瀉血，目花頭暈，朝涼暮熱，面白無色，脈細無力，治宜補血兼益氣之品。

【方一】

熟地黃三錢（血熱者換生地黃）、當歸身三錢（大便不實者用土炒）、白芍藥二錢（泄瀉腹痛者用桂酒炒，失血者用醋炒）、川芎一錢五分（血逆者童便浸），共研為粗末，清水煎，臨臥時熱服。

【方二】

當歸三錢（酒洗）、黃芩一兩（去白蜜酒炒），清水煎，食前溫服。

【方三】

天門冬四兩、人參四兩、熟地黃四兩，研為細末，煉蜜為丸。每服三錢，空腹時開水送下。

治腦病之藥物

凡腦後作痛者，皆由於風入腎經所致，宜用第一方治之；若風循風府而上，則為腦風，宜用第二第三第四等方，參酌治之。

【方一】

熟地黃五錢、山藥三錢（炒）、雲茯苓三錢、當歸三錢、芍藥二錢（炒）、川芎一錢、陳皮一錢、甘草一錢（炙）、天麻一錢五分、麻黃三分，清水煎服。

【方二】

當歸三兩、桂枝三兩、芍藥三兩、細辛三兩、甘草二兩、通草二兩、大棗二十五枚。以水八升，煮取三升，去滓溫服一升，一日服盡。

【方三】

羌活五分、蒼朮五分（製）、黑附子三分（炮）、麻黃三分（去節）、黃蓍一分、防風三分、炙甘草三分、升麻三分、白僵蠶三分（炒去絲）、黃蘗三分（酒炒）、白芷三分，清水煎，溫服。若有寒嗽，加佛草三分。

【方四】

石膏二兩、川芎一兩、烏頭一兩、白芷一兩、甘草一兩、冰片二錢，共研為細末，煉蜜同麵糊和為丸，每兩作十八丸，黃丹為衣，每服二三丸，食後蔥茶嚼下。

治腸風之藥物

腸風便血之症，由於風從經脈而入，客於腸胃，或腸胃間濕熱鬱積所致，宜用下方參治之。

【方一】

熟地黃三錢、當歸身三錢、白芍藥二錢、川芎一錢五分、地榆一錢、黃耆一錢、枳殼一錢、檳榔一錢、川芎一錢、黃芩一錢、槐花一錢、赤芍藥一錢、羌活一錢、白蘞五分、蜂房五分（炒焦）、炙甘草

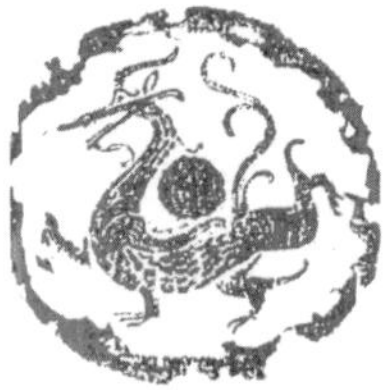

五分，清水二碗煎服。

【方二】

豬腸八寸，洗極潔淨，以白蓮肉二兩（去心），灌入，用線紮住兩頭，煮極爛，取蓮肉少加白鹽食之。日食兩三次，兩日後血即止。照食七日，再用下藥日日服之，可以斷根不發。

當歸身一錢（酒洗）、人參二錢、白茯苓二錢、黃耆一錢（炒）、白朮二錢（土炒）、龍眼肉八枚、酸棗仁二錢（炒研）、青木香五分、炙甘草五分、遠志一錢（去心），共研為末，蜜調為丸，大如桐籽。每服三錢，空腹開水送下。

治胃病之藥物

此為六腑風症之一。頸多汗，飲食不下，隔塞不通，此為胃風，宜用第一方治之；脾胃虛弱，飲食不進者，宜用第二方治之；胃氣虛弱，水穀氣散而汗出者，是宜用第三方治之；胃寒腸熱，脹而且泄者，宜用第四方治之。

【方一】

人參二錢（去蘆頭）、白茯苓三錢（去皮）、川芎二錢、肉桂一錢、當歸二錢（去苗）、白芍藥二錢（炒）、白朮二錢（炒），研為粗末，每服三錢，清水一大碗，加粟米一百粒，煎至七分，去滓熱服。

【方二】

人參一兩（去蘆）、山藥一兩（肥大上白者，切片，男嬰乳拌透，曬後微焙）、建蓮肉五錢（去皮心切片）、白豆蔻仁三錢、小紫蘇五錢（蜜拌曬乾，微蒸片時，連梗切片）、陳皮六錢（用老陳米先

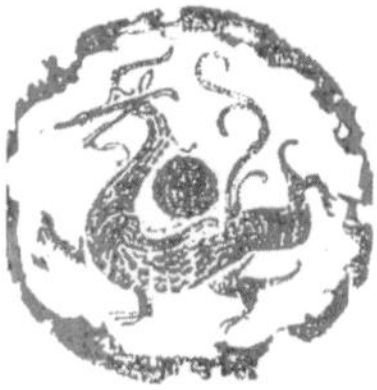

炒黃，方入同炒，微燥勿焦）、雲片白朮一兩（取鮮白者，用米泔水浸去澀水，切片曬乾，同麥芽拌炒）、炙甘草三錢、上白茯苓一兩（切一分厚咀片，用砂仁二錢，同合碗內，飯上蒸熟，去砂仁不用），共研為末。老米二合，微焙研粉，泡荷葉煮湯，打糊為丸，如桐籽大。

每服八十丸，清米湯送下。

【方三】

人參二錢、白朮三錢、橘紅一錢五分、茯苓一錢五分、黃蓍一錢（蜜炙）、砂仁八分、炙甘草四分、半夏麴一錢，共研為末，用薑棗煎湯，調和藥物，搗韌為丸，大如桐籽。

每服三錢，薑湯送下。

【方四】

宜用乾薑、良薑、半夏等物以溫其胃。而以黃芩、白芍、滑石之類，以清其腸，如此兼籌並顧，定可收藥到病除之妙。

洗浸門之藥功

洗浸之藥物，乃專為練習硬功者而設。因練插沙點石、打馬鞍等等功夫，完全用純剛之勁，硬手硬腳做去，頗有違於自然之理。以吾人血肉所成之拳腳，去與鐵石相擊撞，豈能頡頏？

若輕輕擊撞，已覺痛楚，若因貪功之故，用力過甚，或擦破皮膚而流血，或血液淤積不行，青腫紫脹，久且成為潰瘍，是則功夫尚未練成，皮肉先已受損，豈練習功夫之本旨哉！

故練習硬功之人，在事前必須有防止此種流弊之方法。即萬一防止不周，未能免上述種種之弊流，而在發生之後，亦宜有補救之方

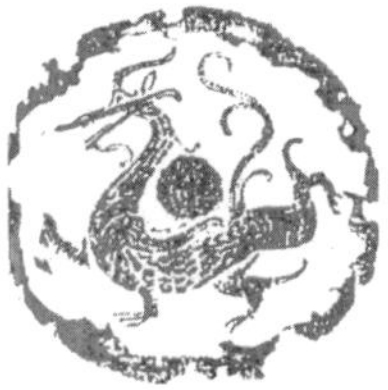

法，以免其弊之擴大。然則此防止及補救之方法將若何？曰：是則除借重藥物之外，別無方法矣。

在行功之前，固宜先用一種藥物，洗浸其拳腳指掌等部（按：此乃指練習功夫所用之部分而言，如練馬鞍功者，則洗浸其拳，練鐵掃帚者，則洗浸其腿是也，餘可類推），使藥力保護其外，然後再行動手，練畢再行洗浸一次。如此雖不能謂為完全無流弊發生，然較諸不洗浸而即行功者，流弊較少，是可斷言也。

若萬一不慎而竟發生皮破血流，及青腫痙攣等弊，則洗浸之藥物，固已失去其保護之效力，至此乃不得不用相宜之藥物而補救之矣。

茲將防弊及補救之藥物，分別錄下。

透骨護筋湯

用川烏一錢、草烏一錢、天南星一錢、蛇床子一錢、半夏一錢、百部一錢、花椒一兩、狼毒一兩、透骨草一兩、藜蘆一兩、龍骨一兩、海牙一兩、地骨皮一兩、紫花一兩、地丁一兩、青鹽四兩、硫磺一兩、劉寄奴二兩，以上藥加醋五大碗、清水五大碗，用文火煎煮之。約煎至七分時，取下待用。

每於行功之前，先將藥水放爐火上煎之。微溫時，即將練功之手，放入罐中浸之，待其熱度漸漸升高，至極熱而止。

取出手掌，用軟布拭乾，待皮膚之溫度復原，即行練功。練過之後，再如法浸一次。

如此每月洗浸，則筋骨堅實，皮膚老練，非但不易損傷，且足以

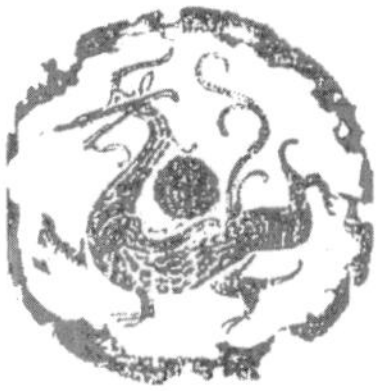

輔助行功，使其收效神速，而不至遲遲難成也。

太陽護絡湯

用乳香二兩、沒藥二兩、草麝香二兩、五茄皮四兩、藏紅花六兩、雞距子二兩、皮硝四兩、青鹽半斤、巴山虎二兩、淮牛膝二兩、南星三兩、砂膏皮半斤、鉤藤四兩、虎骨二兩、生草烏四兩、麻黃二兩、柴胡三兩、鷹爪一對、川烏四兩、水仙花四兩、瓦花二兩、白鮮皮四兩、虎骨草四兩、鬧楊花四兩、落得打四兩、四紅草半斤、款冬花四兩、地骨皮二兩、穿山甲三兩、車前子三兩、象皮四兩、大力根四兩、蓽麻子二兩、木爪二十個、五龍草四兩、馬鞭草二兩、自然銅二兩、蛇床子二兩、桂枝二兩、八仙草四兩、過山龍三兩、還魂草三兩、白鳳仙二十一個、梧桐花四兩、槐條三兩、生半夏二兩、覆盆子

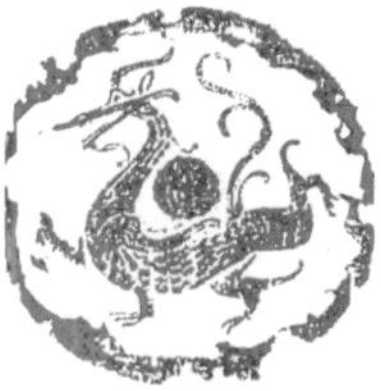

二兩、核桃皮三兩、黃蓍三兩、胡蜂窩一個、油松節十個、大浮萍二十四個。

上藥加陳醋二十斤、清水二十斤，共同煎煮，至七分時，將藥汁傾瓷罐中，而去其渣滓，以備應用。

此藥水為輔助陰功之物，如練一指禪井拳功、紅黑砂手等等，皆為陰手功夫，行功時偶有不慎，則陰毒侵入肌膚，輕則殘其肢體，重則危及生命。故武術界每戒人勿練陰功，實以此功既不易練成；即能練成，亦為出手殺人之事，無足多取。

此等功夫，不練則已，如欲練習，必須借藥物之力，以護其外，始免自誤，上方即專指此功而設立者。在行功之先，將手放藥水中浸一刻，取出拭乾，更以手心摩擦極熱，然後行功，行功後亦浸擦一次，可免陰毒浸入肌膚之弊。

鐵砂保骨湯

用黑知母二錢、元參一錢、白朮二錢、蜈蚣二條、黃蘗一錢、白鮮皮二錢、鐵砂四錢、陽起石一錢、北細辛二錢、硇砂五錢、乾薑一兩、防風二錢、荊芥二錢、指天椒四兩、小牙皂二錢、土鱉二錢、石灰三兩、華水蟲八錢、紅花一錢、白蒺藜二錢、大歸尾二錢、金銀花二錢、小川連一錢，用清水十斤，煎濃貯汁瓷罐中，而棄其渣滓。

此方為練習各種軟勁所用，如紙蓬功、鐵珠袋等法，皆合用之。行功之先，即將手冷浸罐中一刻時，取出用軟布拭乾，用另一手之手心摩擦之，使之極熱。行功既畢，更入藥水中浸一刻時，取出依法拭乾擦熱，則筋骨舒適，皮肉堅牢，不至發生各種流弊矣。

唯方中石灰、鐵砂二味，先須放在鍋內，炒至極紅，然後加入藥湯中，否則功效不足，是須注意。

寬筋代痛湯

用當歸二兩、紅花二兩、劉寄奴二兩、香附一兩半、五茄皮三兩、艾葉三兩、紫稍花二兩、川續斷二兩、伸筋草三兩、乳香一兩五錢、沒藥一兩五錢、桂枝一兩、生蔥十枝、樟木二兩，將上藥用清水五碗煎濃，去渣待用。

每於行功之先，將罐放於爐上，煎藥水使微溫。此時即將練功之手浸入，待其熱度逐漸升高，至手上覺燙，乃取出用軟布擦乾。待手之熱度回復原狀，即行練功，練過之後再如法浸一次。

此方功效，與第一方相等。

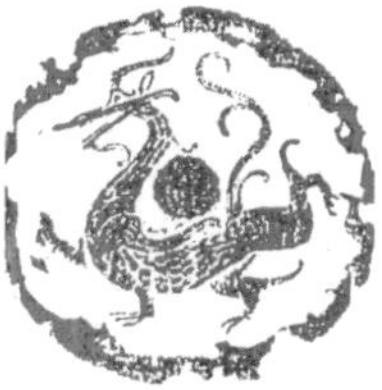

消毒退腫湯

用荊芥二錢、防風二錢、透骨草五錢、羌活一錢、獨活二錢、芥梗二錢、祁艾二錢、川椒二錢、赤芍五錢、一枝蒿五錢，和清水二碗、陳酒二碗同煎，至七分時，去渣待用。

凡練習硬功之人，或因貪功心切，落手太重，歷時太久；或因偶爾不慎，當時雖不覺拳掌或別一部若何損傷，過後卻發現青腫痠痛或骨挫痙攣等症者，是宜速用藥補救之。

若久而不治，筋絡中之敗血壅積，不能流動，即變為膿，勢必內潰，則治之難矣。

故練功發現上述之情形者，宜即用此方各藥，煎水浸之。浸時藥水須極熱，每日浸二次，晨夕行之。每次約浸一刻時，輕者二日即可痊癒，重者七日可退，其效如神。

觀音救苦水

用陳皮五錢、透骨草五錢、天南星五錢、天門冬五錢、天靈蓋五錢、象皮一兩（切小片），清水五碗，煎濃，去渣待用。

凡被竹木夾傷，或壓傷，如練分水掌等功夫，偶一不慎，最易受到此項損傷。筋絡中之血液淤滯，不能流行，往往發現腫脹疼痛，甚至臂不能舉。而練鐵臂膊鐵掃帚等功夫，亦可受到同樣之傷損，是宜用此方煎水，趁熱洗浸之。

每日洗浸三次，晨夕飯後各一次，每次洗浸一刻時，輕則三日，重則七日，必可復原。

救急和血湯

用牛筋草五兩、透骨草八兩、半夏三兩、地骨皮三兩、川烏三兩、草烏三兩、五茄皮八兩、節節活四兩、天南星三兩、荊芥二兩、防風二兩、川椒一兩，共研為粗末，入絹袋中，用清水一大碗，煎至五分，更取熱童便一大碗沖入待用。

凡練功或驟遻意外，而致皮膚隆腫，血液淤滯，而覺痠痛難忍者，宜用此方煎熱，沖入童便洗浸之。如覺藥水已冷，則可用窯磚兩塊，放炭火上燒至極紅，入藥水中淬之，使其復熱，再如法浸之。直至藥水上浮起白沫，則其傷已去，可以無慮，乃用軟布拭乾以手心揉擦之，則血液自能流通矣。

豆漿去傷方

用豆腐漿一大碗、透骨草二錢、羌活二錢、川椒一錢、芥梗二錢、祁艾二錢、荊芥一錢、防風一錢，各為末，入豆漿中共煎之，使滾足，離火候用。

此法行之極為簡易，其功效亦不弱於前述之各法，既有消腫退毒之功，又可為預防之藥，即練習軟功之人，在行功前先用此方洗浸，亦可得其助力。武術界中人，且有單用豆漿洗浸者，是可見其功效矣。

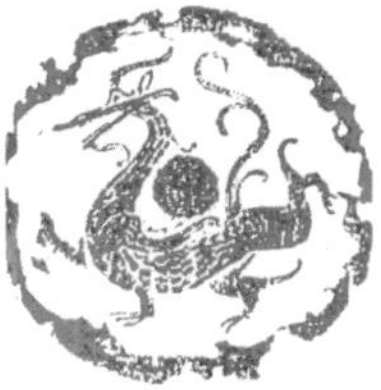

救治門之藥功

我所謂救治者，指治傷而言，不及其他病症者。跌打損傷，可分為內外二種，凡因受外面之震激，以致內部受傷者，是為內傷；凡肢體受到重大打擊，以致骨折臼脫，或皮破血流者，是為外傷。

治內傷則專用飲服之藥，或丸或散，或用煎劑，各視其症而定。治外傷則於內服藥之外，又須注意手法及外敷之藥品。

因骨折骨脫，必須先用手法而整其骨，始可用藥內服外敷，以冀其收效。若皮破血流者，則宜用藥止其血，或用手法合其皮，然後再投以藥石，固非可單恃內服之劑而奏效者也。

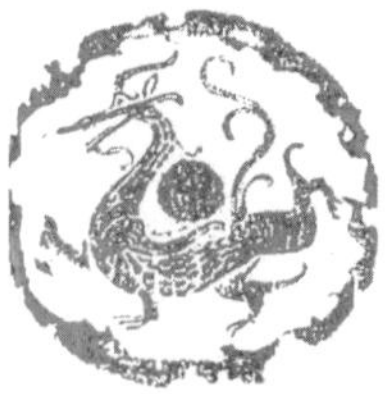

然治傷固無論其內外，最要之事，即為認明其傷之部位，而定醫治之法，及卜其人所傷之輕重，可救與不可救。

外傷顯露於外，視察較易，內傷則隱於內部，不易明見。然其傷雖隱於內，而外面亦必有特別之徵象，表示其傷之輕重，與所傷之在何部，予醫者以診治之觀察，如睛珠面色及溫度脈息等，在在足以表現其傷也。

認症之外，重要者即為手法。內傷但能對症發藥，即可轉危為安。若外傷則重於手法，手法精良，則雖骨碎臼脫，亦可使之接合，化險為夷。若手法不精，冒昧從事，則貽誤實多，縱不至害人之生命，亦足以致人之殘疾，故於此不可不特加注意。

此外即用藥一項，亦當重視，研究藥功之人，本以救世活人為主旨，而非借以求名漁利者也。救治門中，所用藥品，往往有價值極昂之物，如珍珠八寶散等，我人為人治病，如輕者固可不必用此等巨價藥物，若傷重而非此不可者，切不可以其價昂而不用，或被醫者所出酬資，不足藥價，因代以他藥，致使貽害無窮也。

至於內服之藥，亦須特加考量，切不可草率從事。蓋醫者之一方，猶刑官之判牘也，生死存亡，皆繫於是。定方於藥物性質，固須稔知，即對於被治者年歲之大小、身體之強弱，以及其體質之如何，皆須儘量考慮，處處顧到，若有一處不到，即多一分周折。方案雖為古法，加減之權，實操之於我。且古方亦未必完全可靠，若不加深究，冒昧將事，則其絕無好果可必也。

凡研究藥功之救治門者，對於以上各事務必加以深切之注意，然後可望其著手成春，以免貽誤也。茲且將各法分條縷述之，以資參考。

甲、認症之方法

先看兩眼

凡有淤血者，則眼白上必絆有血筋，血筋之多少，即淤血之多少。血筋多而睛球不能轉動者，其症凶而難治，癒者約十之一二；若血筋雖多而睛珠尚能轉動者，治之稍易。

至於睛珠活動，血筋極少者，雖內有淤血，其症極輕，絕無生命之危險，但亦宜早治，不可遷延。

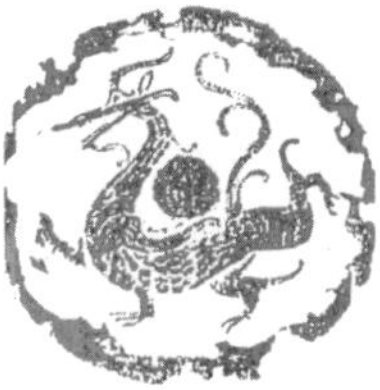

次看指甲

以我之手指，按住其指甲之面，須按緊片刻，放去手指，以視其指甲。如放手之後，馬上即現原色者，其症尚輕，易於療治；放手後，須隔少頃始還原色者，則其傷已重，治之較難；若不消按捺，其指甲之面，即發現深紫色或黑色者，則其傷已至極度，無法可救矣。看足趾甲亦然。

次看手心足心

凡其人之手足心，色紅活而潤澤者，其傷較輕，易於醫治；若手足心之色，變成淡黃，暗而不澤，燥而不潤，則傷已較重，然尚可設法醫治；若手心足心之色，變成焦黃，暗淡無光或更現青紫等顏色

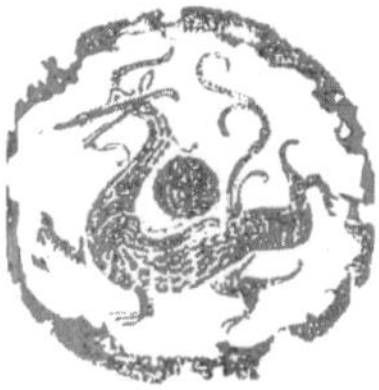

者，則其傷已重至極度，死徵已現，不復可以藥救矣。

次看陽物

凡受傷之人，其陽如常，並不搐縮或突舉者，其傷甚輕，易於醫治；若其陽痿縮，或至突舉不倒者，則內部之傷，已重至極點，非藥物所能救治矣。

更視睪丸，全部收縮入於少腹者，亦為不治之徵象。若睪丸雖微有收縮而並未全部縮入腹中者，傷雖不輕，然猶可設法也。若為女子，則看其乳頭，其法相同。

次看面色，以斷其傷之所在

面紫眼赤而發熱者，是主傷肝；面青氣少，呼吸疼痛者，是主傷

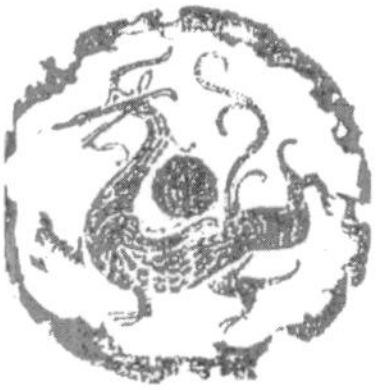

心；眼閉而口鼻現黑色者，是主傷胃；兩耳失聰，額現黑色面浮白光，常如哭狀者，是主傷腎；面赤氣阻，大便急澀者，是主傷大腸；面腫氣喘，發熱口燥，小便閉塞作痛者，是主傷小腸；面白肉瘦，發熱咳嗽者，是主胸背並傷；面黑髮熱胸口悶滿者，是主傷胸；面白氣虛，氣喘大痛，睡如刀割者，是主傷肋。

面色關於所傷之部位，大概如此，診治時可依此推求也。

次看外傷

以上所舉各條，皆看內傷之法，至於外傷，則極為明顯，但看傷之部位所在，即可知其生死。

大約頭部為人身首要之區，如受損傷，醫治較難，死症較多。胸背等部，緊護內府，若受打擊，亦易致內傷。腰與腎囊，最為脆弱，極易致人死命，殊不易救治。唯四肢較為堅實，縱有損傷，至多不過殘廢，絕少生命之憂，至其救治之法，則須視其傷之輕重而定矣。

乙、救治內服之藥物

傷肩之救治方

肩部受傷，在左則氣促面黃浮腫，在右則氣虛面白血少，宜服行氣活血湯。

若骨節有損，則更宜施用手法及外敷藥以治之，藥方如下。

【行氣活血湯】

鬱金一錢、香附一錢五分、木香四錢、蘇梗一錢、青皮一錢、歸尾二錢五分、乳香一錢（去油）、元胡索一錢五分、茜根一錢、澤蘭一錢、紅花五分，清水煎濃。滴花酒半盅沖服。

傷背之救治方

五臟之官，皆繫於背，背部受傷，必應於內，唯其勢極緩，故傷科云：如傷厥背，雖凶而死緩，是宜先服吉利散，次服和傷丸。如傷及骨骱，則宜另用手法以輔之，藥方如下。

【吉利散】

當歸、川芎、枳殼、陳皮、香附、草朴、木香、蘇木末、劉寄奴、落得打、三七、乳香（去油）、沒藥（去油）、萹蓄各等分，共研為細末，每服三錢，溫酒送下。

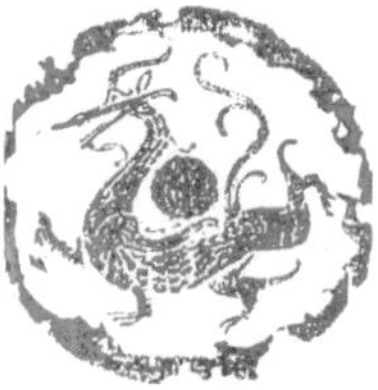

【和傷丸】

乳香一兩（去油）、沒藥一兩（去油）、自然銅一兩、血竭一兩、骨碎補二兩、生軍一兩、川斷一兩、劉寄奴一兩、歸尾二兩、琥珀三錢、靈脂一兩五錢、三七一兩、無名異一兩、虎骨一兩、杜仲一兩、破故紙二兩、靈仙一兩、熟地一兩、梔枝六錢、羌活五錢、獨活五錢、山羊血一兩、白芍一兩、地鱉蟲二兩、山茨菇一兩。

曬脆共研為末，用白蜜砂糖和為丸，每丸重一錢五分。每服一丸，空腹時溫酒送下。

傷胸之救治方

胸為氣血往來之所，受傷必咳，高起滿悶，面黑髮熱，是宜先投以疏風理氣湯，次服行氣活血湯。如胸骨受損，更宜以手法治之。

藥方如下。

【疏風理氣湯】

防風一錢、荊芥一錢、秦艽一錢、枳殼一錢、當歸二錢、陳皮一錢、砂仁五分、川芎六分、桔梗一錢、蘇木末二錢，清水一碗，煎至七分熱服。

【行氣活血湯】

見前。

傷肝之救治方

凡人肝臟受傷者，必見眼赤發熱，面現紫色之證。治法宜先投疏風理氣湯，繼投吉利散，後服琥珀和傷丸，藥方皆見前。

傷心口之救治方

凡人心口受傷者，必見面青氣少，呼吸疼痛，身難轉動，口吐鮮血等證。治宜先服疏風理氣湯，次服琥珀和傷丸，時時飲百合湯，藥方俱見前。

傷食肚之救治方

凡人食肚受傷，心下高腫，皮緊陣痛，眼閉，面與口鼻發現黑色者，宜先用疏風理氣湯，次服琥珀和傷丸，藥方俱見前。

傷腎之救治方

凡人腎部受傷，兩耳失聰，額黑，面浮白光，常如哭狀者，治宜先投疏風理氣湯，次以補腎活血湯，再投吉利散與琥珀和傷丸，藥方如下。

【補腎活血湯】

熟地三錢、杜仲一錢、杞子一錢、破故紙三錢、菟絲子三錢、歸尾一錢、沒藥一錢（去油）、萸肉一錢、紅花五分、獨活一錢、淡蓯蓉一錢，清水煎服，餘方見前。

傷大腸之救治方

凡人大腸受傷，便後急澀，面赤氣阻，便後有紅者，治法宜先投槐花散，次服吉利散與和傷丸，藥方如下。

【槐花散】

槐花四兩、地榆二兩、銀花一兩、胡黃連五錢，曬脆研為細末，空腹時燈芯湯送下，每服三錢，餘方見前。

傷小腸之救治方

凡人小腸受傷，小便閉塞作痛，氣喘口乾，時吐酸水，面腫發熱者，治宜先以酒水各半煎服疏風理氣湯，次服吉利散，後服琥珀和傷丸，藥方俱見前。

傷血海之救治方

凡人血海受傷，口常吐血，胸背板硬作痛，或血妄行者，治宜先投行氣活血湯，次以吉利散，後服藥酒。

【藥酒方】

當歸二兩、川芎一兩、熟地三兩、白芍一兩五錢、羌活八錢、杜

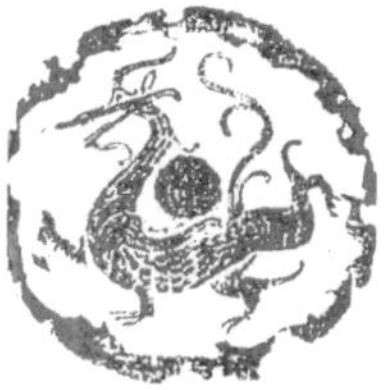

仲一兩、獨活五錢、川斷一兩、紅花五錢、陳皮一兩、骨碎補二兩、淫羊藿八錢、木爪一兩、虎骨一兩、五茄皮一兩、破故紙一兩、杞子一兩、三七一兩、菟絲餅一兩、落得打一兩、海風藤一兩、黑棗四兩、胡桃肉四兩、陳酒十五斤。

入罈中封好口，隔水煎一炷香，七日後開罈，取酒溫飲，毋過量，餘方見前。

傷肋之救治方

凡兩肋受傷，氣喘大痛，睡如刀割，面白敢虛者，治宜先投行氣活血湯，次進和傷丸。各筋骨損傷者，除施用手法外，宜內服接骨散，如兩肋非打自痛者，乃係肝火，治宜清肝止痛湯。如清痰食積，流注兩肋作痛者，宜先服清肺止痛湯，次服吉利散。如從高處跌仆，

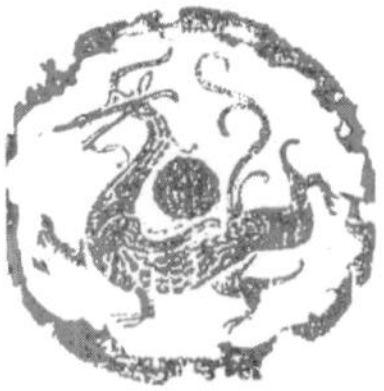

血瘀兩肋作痛者，宜先大黃湯，次吉利散。有擦傷或時邪發熱，兩肋疼痛者，宜小柴胡湯；左肋痛為血淤氣滯，宜行氣活血，右肋痛為痰與食積，宜化痰消食。藥方如下。

【接骨散】

乳香一錢、沒藥一錢、三七一錢、萹蓄一錢、接骨草一錢五分、五茄皮一錢五分、川斷一錢五分、骨碎補三錢、劉寄奴三錢、蘇木末二錢、落得打二錢、地鱉蟲三錢。

共研為末，每服二錢，溫酒送下。

【清肝止痛湯】

羚羊角一錢（先煎）、生地二錢、丹皮一錢五分、山梔一錢、乳香一錢、沒藥一錢、澤瀉一錢、木通一錢、赤芍一錢、柴胡六分，清水煎服。

【清肺止痛湯】

生地二錢五分、丹皮一錢、麥冬一錢五分、元參一錢五分、馬兜鈴一錢、乳香一錢、枳殼一錢、元胡索一錢、蘇木末二錢、茅根三錢，清水煎服。

【大黃湯】

歸尾二錢、枳殼一錢、桃仁三錢、木通一錢、甘草五分、大黃二錢、芒硝一錢（沖服），清水煎服。

【小柴胡湯】

柴胡八分、半夏一錢、黃芩一錢、丹皮一錢、枳殼一錢、白芍一錢、西黨參一錢，清水煎服。

傷頭骨之救治方

腦為諸陽之所聚，不論太陽諸門，受傷出血，除用止血藥外，若現頭面腫脹者，此風入裏也，宜服消風散。藥方如下。

【消風散】

人參一錢、防風一錢、川芎一錢、川朴一錢、僵蠶一錢、桔梗一錢、獨活一錢、半夏一錢、肉桂一錢、羌活一錢五分、蟬蛻一錢五分、當歸一錢五分、南星二錢、白芷二錢、黃芩三錢、柴胡七分、甘草五分，清水煎，童便一碗沖服。

傷眼之救治方

若眼部受傷，睛珠突出者，除用手法及外敷藥外，宜內服活血住

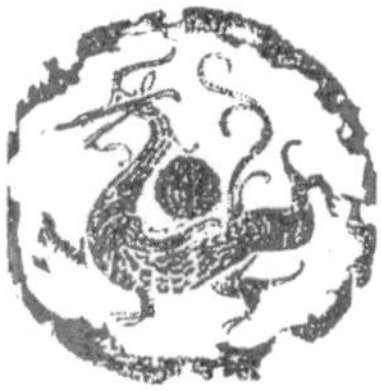

痛散。藥方如下。

【活血住痛散】

白芷三錢、山甲三錢、小茴三錢、甘草三錢、當歸二錢、川芎二錢、獨活一錢五分、羌活一錢五分、木瓜一錢、肉桂一錢、淮烏一錢、草烏三分、麝香三分，共為細末，作一次服，薑酒送下。

傷頭頸之救治方

凡人從高墜下，頭頸受傷，而現鵖縮者，除用手法外，宜內服住痛散加痺藥昏昏散（此藥在施用手法前服，足以使人失去知覺減少痛苦），施用手法後，宜常服尋痛住痛散。藥方如下。

【住痛散】

杜仲四兩、小茴四兩、大茴四兩，共研為細末，每服二錢，陳酒送下。

【痺藥昏昏散】

草烏一錢五分、骨碎補二錢、香附一錢、川芎一錢，共研為末，薑汁和酒沖服。

按：此藥飲醋或冷水即解。

【尋痛住痛散】

乳香二錢、沒藥二錢、淮烏二錢、草烏二錢、川芎二錢、山甲二錢、木香二錢、虎骨二錢、自然銅二錢、赤芍二錢、紫荊皮二錢、當歸一錢五分、小茴一錢、大茴一錢、沉香一錢、白朮一錢、桔梗一錢、牛膝一錢、烏藥一錢、枳殼八分、甘草五分、香附五分、降香節五分、生薑三片，水煎服。

傷臂手之救治方

凡人之臂與手受傷，或筋蜷腫脹，或臼脫骨折，是宜用手法及外敷藥物為主，而內服加減活血住痛散。藥方如下。

【加減活血住痛散】

當歸三錢、山甲三錢、木瓜三錢、牛膝三錢、乳香二錢、沒藥二錢、獨活一錢五分、羌活一錢五分、枳殼一錢五分、小茴一錢、甘草一錢、淮烏一錢、川芎一錢、白芷一錢、人參一錢、大茴一錢、血竭一錢、肉桂八分、麝香一分、生薑五片，清水煎濃，陳酒沖服。

傷腿足之救治方

凡人腿部與足部受傷，筋蜷骨折、臼脫腫脹者，除用手法及外敷藥物救治外，宜內服加減活血住痛散。藥方見前。

丙、救治外用之藥物

傷腦骨之外用藥物

凡腦骨受傷，骨破血出者，宜用桃花散摻之；腦骨沉陷者，宜用白金散加淮烏散貼之，藥方如下。

【桃花散】

大黃五錢、黃芩五錢、黃蘗五錢、石灰五錢同炒，炒至石灰如桃花色，退火收貯候用。

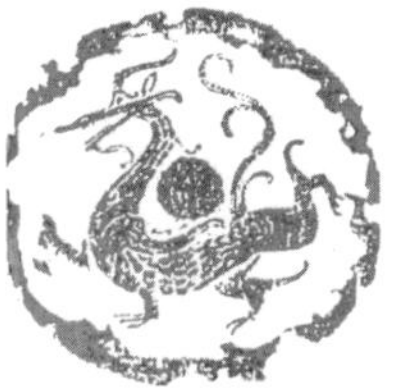

【白金散】

白芷梢一味為末，香油調用。

【淮烏散】

淮烏五錢、川芎五錢、白芷五錢，香油調用，按此方亦可內服。

傷眼睛之外用藥物

凡眼部受傷，睛珠突出者，除用手法送睛入眶外，宜用聖神散貼之。藥方如下。

【聖神散】

淮烏三錢、白芷三錢、赤芍三錢、白芨三錢、枇杷葉三錢、芙蓉葉三錢、韭根一兩、韭菜一兩，用老酒調用。

傷肩骨之外用藥物

凡肩膊飯鍬骨破傷脫出者，除用手法外，宜用辛香散煎湯畲之，更用薑汁韭汁調聖神散貼之。藥方如下。

【辛香散】

防風十兩、荊芥穗十兩、劉寄奴二兩、獨活五錢、乳香五錢、明礬五錢、棓子五錢、苦參五錢、柏葉一錢、當歸一錢、白芷一錢、銀花一錢、蒼耳子一錢、澤蘭一錢、細茶一錢，清水煎，入飛鹽一捻共洗之，餘方見前。

傷臂骨之外用藥物

兩臂受傷，或骨折臼脫者，是宜利用手法，及竹甲等物。待骨既接合，宜用薑汁韭汁調聖神散敷之，外加竹甲護之。若甲之兩端起泡，切不可挑破，宜用黑神散香油調貼。藥方如下。

【黑神散】

百草霜一味，炒至煙盡存性，香油調用。按：百草霜即鍋臍煤。

餘方見前。

傷手指之外用藥物

凡指掌受傷，骨折臼脫者，先整其骨；皮破血流者，先止其血，更用麻油調白金生肌散貼之。藥方見前。

傷腿骨之外用藥物

凡腿骨受損，或折或脫，是宜先用手法，使骨接合。接骨之先，宜用辛香散洗盦之，以舒其筋絡；次用薑韭汁調聖神散貼之。藥方見前。

傷腰脊之外用藥物

凡腰脊等部，骨骼受傷或陷或折，是宜先用手法整之，用薑韭汁調聖神貼患處，更用通木緊縛之。藥方見前。

傷脛骨之外用藥物

凡脛骨受傷，或折或脫，宜先用手法，以整其骨，再貼損傷膏。藥方如下。

【損傷膏】

自然銅一兩（煅七次）、骨碎補一兩、大黃一兩、當歸一兩、乳

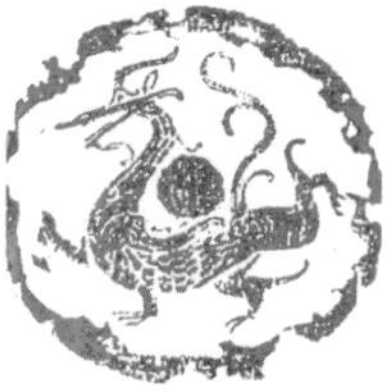

香六錢、沒藥六錢、月石一兩、細辛五錢、丁香五錢、蘇木末一兩、川烏五錢、草烏五錢、生南星五錢、茜根五錢、靈仙八錢、羌活八錢、獨活八錢、三棱八錢、莪朮八錢、川斷八錢、良薑八錢、官桂八錢、吳萸八錢、地鱉蟲八錢、牙皂八錢、落得打八錢、劉寄奴八錢、王不留行八錢、阿魏八錢、接骨草八錢、三七五錢、麻黃五錢、潮腦五錢、蟾酥五錢、蜈蚣十條、蛇衣一條。

各研為末，用麻油十斤、桃丹四斤，煎熬成厚膏，攪勻用布攤之。

金瘡之外用藥物

凡為刀斧所傷，皮破血出者，不論所傷之為何部，統名之曰金瘡。凡受此等傷者，傷硬處則骨損先醫骨，傷軟處則肉損先治肉。除

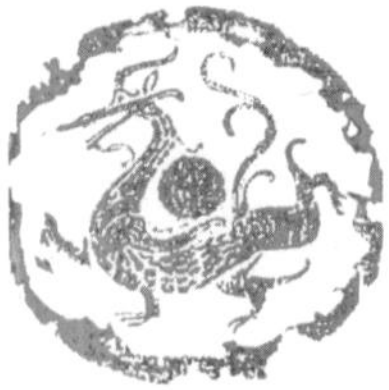

用手法及敷藥外，尤宜避風，骨損者宜用接骨散，以損傷膏貼之；傷皮肉者，宜用珍珠八寶丹、桃花散等；若破爛而未收口者，則宜用封口金瘡藥；若創口長大者，又宜用手法縫合之。藥方如下。

【接骨散】

雄土鱉一個、生半夏一個、自然銅三分、乳香一分、沒藥一分，共研為末，酒調敷患處。

唯雄土鱉一物，先取活者數個，一一用銅刀切斷，以碗覆之，自能接合者，方可取用。

【珍珠八寶丹】

珍珠三錢、象皮三錢、冰片三錢、乳香三錢、沒藥三錢、雞內金三錢、生龍骨二兩、赤石脂二兩、血竭四錢、輕粉四錢、鉛粉一兩、辰砂二錢，共為細末，乾摻。

【封口金瘡藥】

乳香四錢、沒藥四錢、木鱉仁二錢、輕粉二錢、煅龍骨一錢、血竭一錢、白芨一錢、老松香一錢、虻蟲一錢、白蘞一錢、五倍子二錢。

共研為末，用豬油八兩、菜油八兩，同熬透，入白蠟三錢溶化，再入藥末攪勻攤之，餘方見前。

筋蜷外用藥物

凡人之四肢，於無意間受挫，以至筋絡蜷縮，或成筋團，或則血壅者，宜用寬筋活絡散敷治之。藥方如下。

【寬筋活絡散】

川烏三錢、草烏三錢、蒼朮一錢、白芷一錢、細辛一錢、川芎一

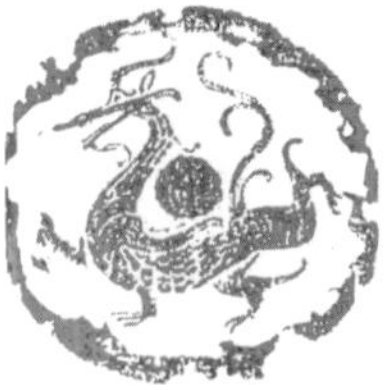

錢、防風一錢，共研末，陳酒調敷。

拔箭之外用藥物

凡箭頭或鉛子深陷肉中，無法取出者，宜用推車散敷之，必可拔出。藥方如下。

【推車散】

推車蟲十五個（去頭足）、蓖麻仁一兩五錢、吸鐵石一兩三錢、巴豆仁七錢、白芨末五錢、石角五錢、圓麻根一兩、老南瓜瓤三兩，同搗爛敷患處，其效如神。

提膿之外用藥物

凡人受金瘡，未能立刻合口，積久而成潰瘍，膿積於內不能流清，致不能收口，宜用提膿生肌散治之。藥方如下。

【提膿生肌散】

煅龍骨八錢、象皮五錢（油熬枯）、冰片三分、兒茶二錢、乳香二錢、陳石灰八錢、麝香三分、朱砂二錢、白芷七錢、滑石二錢，共研為末，乾摻。

附錄

甲、蒙藥之類

蒙藥者，即俗傳蒙汗藥之類也。此物在江湖上頗為人害，是因用之不得其當耳；若能用得其當，亦極可藉以輔助救治之不及，如正骨科中固有此等藥物也。

蓋人之受傷過重者，欲為救治，每感不易施展手法，且傷者痛苦過劇，或有昏厥之虞，是不得不用蒙藥使其暫失知覺，然後動手矣。

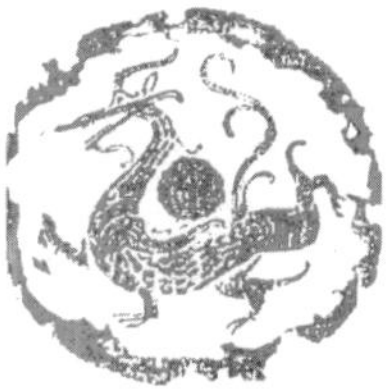

予之所以不因其有害而廢之也。

其方有二，分錄於下。

【方一】

天仙子三錢、鬧楊花三錢、生草烏一錢、川椒一錢、狐心一枚。共為細末，放酒湯中飲之，立失知覺，唯無生命危險，用止迷湯飲之可解。

【方二】

蟾酥一錢、生半夏三錢、鬧楊花六錢、胡椒一錢五分、草烏一錢五分、川烏一錢五分、華撥一錢、麻黃一錢，共研為末。

每服五厘，陳酒送下，任刀割拿捏，不覺痛楚。飲甘草湯可解，涼水亦可蘇之，唯性緩耳。

乙、麻藥之類

麻藥一物，其功用與蒙藥相同，唯僅屬於外敷，而使人身受藥之處，麻木不仁是僅局部而不及全身者。此藥非但用於正骨，即瘍醫中亦用之，蓋剪除爛肉，沖洗傷口，恐患者痛苦難忍，借此以輔助手法也。

其藥方如下。

【方一】

川烏五錢、草烏五錢、蟾酥一兩、胡椒一兩、生半夏五錢、生南星五錢，曬脆為末，以燒酒和敷，藥到之處即麻木，刀割剪飛，不覺痛楚。

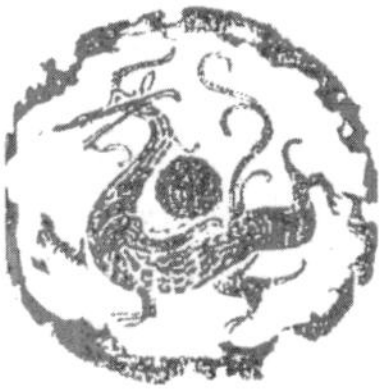

丙、銃炮之類

銃炮一物，雖非盡常人而用之者，而山中獵戶等則頗得力於此，蓋其力大而及遠也。銃炮之製，對於鐵之選擇煅煉，固為最重要事，而對於發藥等，亦不容不有製煉之經驗，否則非但不能合用，且最易發生意外之危險，如銃膛炸裂等是也。

茲將煉製之法，分述如下。

【煉硝方】

每硝半斤，入鍋煮之，使化開，用大紅萊菔一個，切作五片，入鍋同煮，待萊菔熟時取去。用雞子清三枚和水二三碗，倒入鍋中，以鐵勺攪之，有渣滓浮起，盡行綽去。再用極明亮水膠二兩許，化開傾

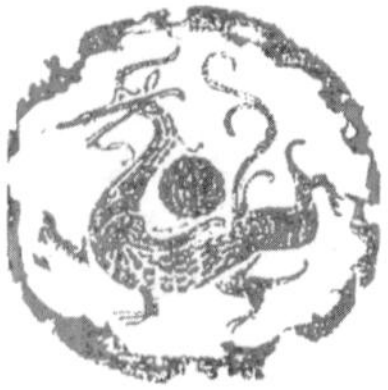

在鍋內，滾三五滾，取出以瓷盆盛之，用蓋蓋定，不可搖動，搖動則氣泄。放極涼之處，隔一宿驗看，須極細極亮始可用，否則，鹼性尚存，未可入藥，當再如前法提煉之。

驗硝之法，宜將淨硝放置掌中，爇火燃之，硝去而掌不覺熱者，始為上品。煉硝宜在二三八九各月。又提硝用瓦烏盆。硝一百斤濾至三十斤，乃可作藥線用。用熬熟桐油粘紙作藥線衣，過水入地無礙。

【煉磺方】

先將麻油牛油各一斤，入鍋煎熱，乃徐徐以磺投之。旋投旋攪，使磺速化。投時毋使絲毫著於鍋上，恐其火發。看磺融化時，即以麻布濾之，濾入缸內，則油浮於上，磺沉於下，去油用磺，研細備用。

【火藥方】

先將硝磺加入柳條灰，二種細末，用水噴濕，搗至一萬杵，取出放在手心內試之，火燃而手不覺痛者方可用。若覺火熱，依前法再搗之，至不覺熱為度。

然後將藥用水和搗作劑，曬乾再搗碎，用極細竹篩篩過，上面粗大者不用，下面細小者亦不用，只取中間如粟米大者入銃，所餘下者，仍依前法製之。上三種細細製煉，照方秤準，然後和勻，放在銅鑲木臼內，用銅包木杵搗之，復將酸果汁、天雨水或泉水，不時灑之，灑濕則搗用力。

搗藥之人，務須擇謹慎者，毋使有絲毫砂土入藥，恐搗熱之際，石能生火也。亦不可犯鐵器，鐵易生火也。搗藥萬杵後，試放略無渣滓，煙起白色，快而且直者始妙。即以粗細夾篩篩過，粗者成珠在上，細者在下，用樹下日色照乾，不可用暴日，慮日中生火也。照乾後，以內外有釉之瓷罐收之，如日久有濕氣，再取酸果汁泉水等灑濕，依前法製煉，則其藥力大而及遠矣。

（全）

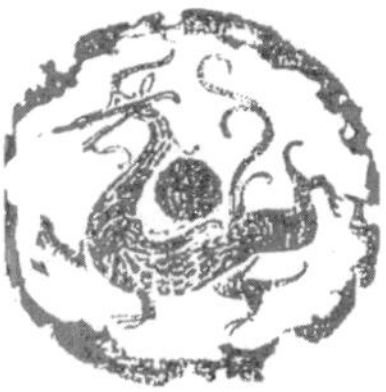

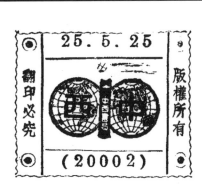

25. 5. 25

版權所有

翻印必究

(20002)

脫胎換骨
長生不老
藥功眞傳祕抄

(全一冊)

定價大洋九角正

祕傳者　歷下陳鳳山

編輯者　虞山金倜生

校閱者　江南繡虎生

出版者　上海武俠社

特約發行所　中西書局總店　上海望平街中市

▲各省中西書店均有分銷▼

太極武術教學光碟

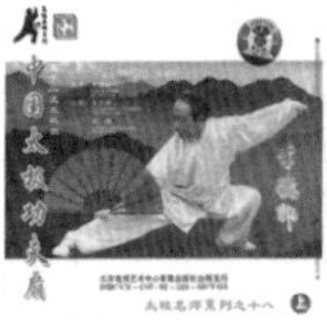

太極功夫扇
五十二式太極扇
演示：李德印 等
(2VCD)中國

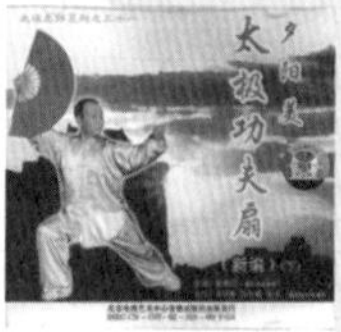

夕陽美太極功夫扇
五十六式太極扇
演示：李德印 等
(2VCD)中國

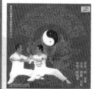

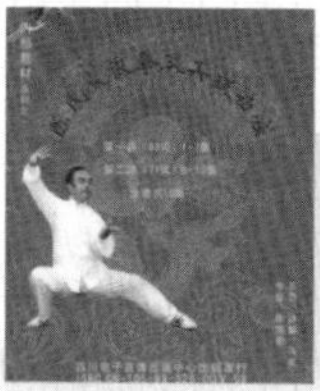
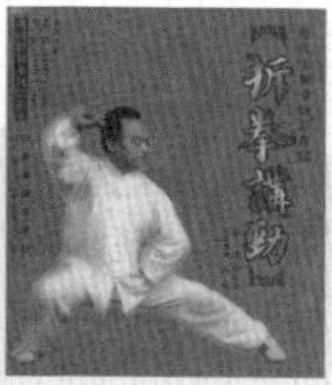

陳氏太極拳及其技擊法
演示：馬虹(10VCD)中國
陳氏太極拳勁道釋秘
拆拳講勁
演示：馬虹(8DVD)中國
推手技巧及功力訓練
演示：馬虹(4VCD)中國

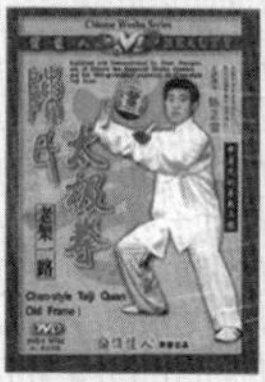
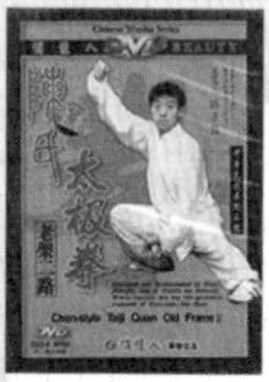
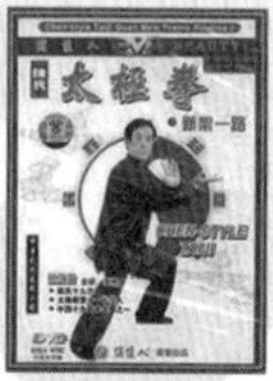
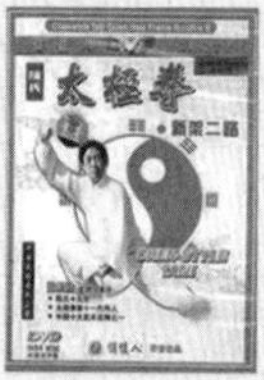
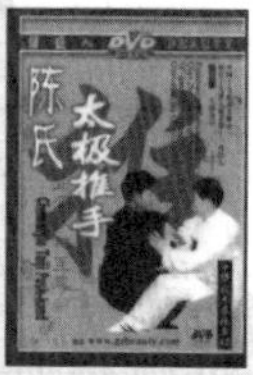
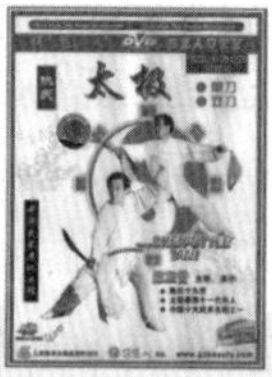

陳氏太極拳新架一路
演示：陳正雷(1DVD)中國
陳氏太極拳新架二路
演示：陳正雷(1DVD)中國
陳氏太極拳老架一路
演示：陳正雷(1DVD)中國
陳氏太極拳老架二路
演示：陳正雷(1DVD)中國
陳氏太極推手
演示：陳正雷(1DVD)中國
陳氏太極單刀・雙刀
演示：陳正雷(1DVD)中國

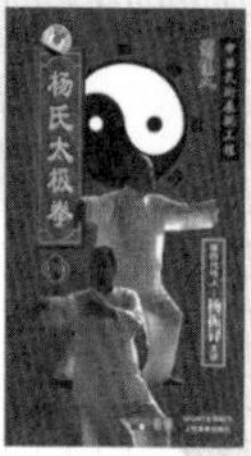

楊氏太極拳
演示：楊振鐸
(6VCD)中國

本公司還有其他武術光碟
歡迎來電詢問或至網站查詢
電話：02-28236031
網址：www.dah-jaan.com.tw

原版教學光碟

歡迎至本公司購買書籍

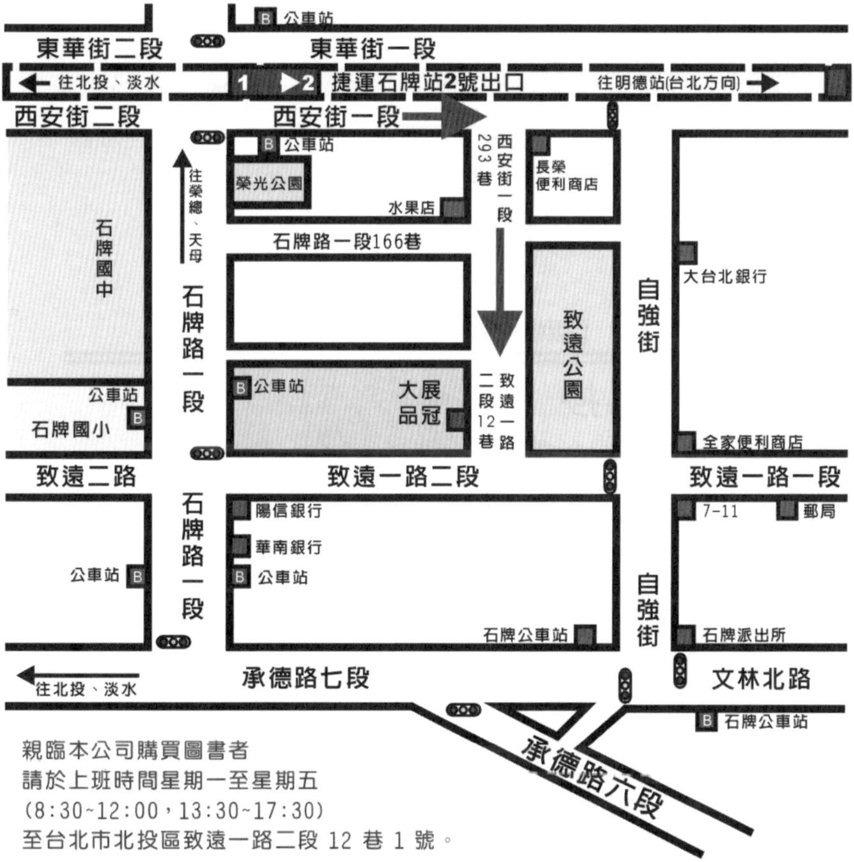

親臨本公司購買圖書者
請於上班時間星期一至星期五
(8:30~12:00，13:30~17:30)
至台北市北投區致遠一路二段 12 巷 1 號。

建議路線

1.搭乘捷運・公車

淡水線石牌站下車，由石牌捷運站2號出口出站(出站後靠右邊)，沿著捷運高架往台北方向走(往明德站方向)，其街名為西安街，約走100公尺(勿超過紅綠燈)，由西安街一段293巷進來(巷口有一公車站牌，站名為自強街口)，本公司位於致遠公園對面。搭公車者請於石牌站(石牌派出所)下車，走進自強街，遇致遠路口左轉，右手邊第一條巷子即為本社位置。

2.自行開車或騎車

由承德路接石牌路，看到陽信銀行右轉，此條即為致遠一路二段，在遇到自強街(紅綠燈)前的巷子(致遠公園)左轉，即可看到本公司招牌。

大展好書　好書大展
品嘗好書　冠群可期